ABLATION TOTALE

DE L'HUMÉRUS

PAR

Le Dr Gabriel FLÉCHET

———•———

LYON

A. REY, IMPRIMEUR-ÉDITEUR DE L'UNIVERSITE

4, RUE GENTIL, 4

—

1905

ABLATION TOTALE

DE L'HUMÉRUS

ABLATION TOTALE

DE L'HUMÉRUS

PAR

Le Dr Gabriel FLÉCHET

———◆———

LYON

A. REY, IMPRIMEUR-ÉDITEUR DE L'UNIVERSITÉ

4, RUE GENTIL, 4

—

1905

A la Mémoire

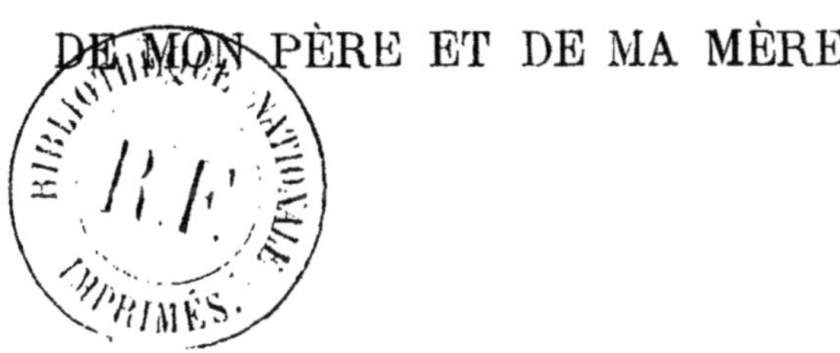

DE MON PÈRE ET DE MA MÈRE

A MON FRÈRE

Le Docteur Joannès FLÉCHET

Nous sommes heureux que l'usage nous permette d'exprimer notre plus vive reconnaissance à tous ceux qui nous dirigèrent dans nos études médicales.

Nos premiers sentiments de gratitude vont à notre frère, le Dr Joannès Fléchet ; il a souvent facilité notre tâche et ses conseils nous ont toujours été précieux. Il nous a été donné d'apprécier tout le zèle et le dévouement de sa carrière : c'est un noble exemple qu'il nous donne et que nous nous efforcerons d'imiter.

M. Delore a toujours été pour nous un maître plein de bienveillance. Il nous a inspiré ce sujet de thèse et a guidé notre inexpérience dans ce travail. C'est pour nous un doux devoir de le remercier de ses leçons et de ses bons conseils.

M. le professeur Poncet a bien voulu présider cette thèse ; nous sommes très sensible à l'honneur qu'il nous fait ; qu'il veuille agréer l'expression de notre profonde reconnaissance.

Nous gardons le meilleur souvenir de MM. les Drs Julien et Camille Tellier qui nous ont toujours accueilli avec bienveillance. Ils ont guidé nos premiers pas dans l'art dentaire ; nous nous efforcerons de profiter de leurs leçons de la Charité et de l'Antiquaille.

ABLATION TOTALE
DE L'HUMÉRUS

INTRODUCTION

Depuis que l'on fait des résections, l'humérus est un des os que la scie et le ciseau du chirurgien ont le plus souvent divisé. C'est une diaphyse humérale, dont Lecat, de Rouen, enleva en 1760, trois pouces et dix lignes, soit 9 cm. 6 ; et depuis que de résections partielles des extrémités : pour ostéo-arthrites tuberculeuses ou autres ; de la diaphyse pour ostéo-myélites traumatiques ou spontanées, pour fractures comminutives, pour pseudarthroses.

Et cependant, si les résections partielles sont légion, si les observations en sont devenues pour ainsi dire banales, l'ablation totale de l'humérus reste une opération rare, exceptionnelle. La science en renferme à peine quelques cas. Cherchant les causes de cette rareté, nous pouvons indiquer les motifs suivants :

1° Toute lésion, qui indique le désossement total du bras, rentre, semble-t-il, dans les indications de la désarticulation de l'épaule. Mais cela ne provient-il pas de ce que, *a priori*, l'ablation totale de l'humérus, est jugée une opération peu praticable liée à un résultat thérapeutique fatalement peu brillant?

2° Les dangers de blesser quelques organes importants du bras entraîneraient des conséquences fâcheuses qui ne sauraient se rencontrer dans la désarticulation de l'épaule. Mais il existe des procédés permettant l'extraction de l'os entier sans léser aucun vaisseau, nerf ou tendon.

3° Enfin, si l'on enlève l'humérus entier, on enlève au bras son seul soutien et il est à craindre que l'avant-bras ne reste ballant, disgracieux, impossible à fixer, beaucoup plus gênant qu'utile. L'objection est sérieuse. Mais cette crainte de laisser un segment proximal d'un membre sans tuteur osseux, entièrement de mise aux membres inférieurs, où l'intégrité de l'ossature de la jambe ne sert de rien, si le fémur ne représente pas un levier osseux continu, capable de transmettre le poids du corps de la ceinture pelvienne au tibia, n'est pas entièrement justifiée au membre supérieur. Là, le soutien n'est pas indispensable ; puis l'avant-bras et la main peuvent après l'ablation de l'humérus, même s'il n'y a point de régénération, rendre d'innappréciables services. Enfin, au point de vue esthétique, secondaire il est vrai, le membre ballant, le long du corps, sans doute est disgracieux ; une manche vide ne l'est guère moins,

Toutes ces réflexions, nous nous les sommes faites devant une malade que nous avons pu voir et examiner dans le service de M. le professeur Poncet. Cette malade nous a paru très intéressante, d'abord à cause de la rareté du cas, et ensuite à cause d'un usage assez étendu qu'elle faisait d'un membre qui à première vue, semblait presque devoir être inutile.

Ce point de thérapeutique opératoire nous a intéressé, et nous avons pensé qu'il y aurait peut-être lieu de pousser la conservation plus loin qu'on ne l'a fait jusqu'ici et montrer que l'ablation totale de l'humérus doit faire perdre à la désarticulation de l'épaule quelques-unes de ses indications.

Nous disons, ablation et non résection, pour désigner l'enlèvement complet de l'humérus. En effet, comme l'a dit Ollier : « Ce sont là deux mots qui paraissent s'exclure, le mot résection indiquant qu'on a coupé, divisé, sectionné. Or, en extirpant un os dans sa totalité on ne résèque rien, si ce n'est dans le cas où on le divise en deux pour mieux l'enlever ; mais ici le temps de l'opération est d'une importance secondaire au point de vue de la distinction logique qu'il importe d'établir. La section de l'os en deux facilite l'opération, mais ne la constitue pas : la plupart des os, d'ailleurs, peuvent être enlevés en entier par énucléation, sans qu'on soit obligé de diviser autre chose que des parties molles[1]. »

A côté des observations où on a enlevé tout l'humérus, nous en avons trouvé un petit nombre où l'on avait enlevé la plus grande partie de l'os, mais où le chirurgien avait laissé en place une ou les deux extrémités. Nous avons de propos délibéré rejeté ces cas, et nous n'avons conservé que ceux où réellement l'humérus avait été enlevé dans sa totalité.

[1] *Traité des résections*, tome I.

HISTORIQUE

La première mention se rapportant à l'ablation totale de l'humérus se trouve dans un fragment d'Antyllus, conservé par Oribase, passage que nous reproduisons : « Si l'humérus, est-il dit, s'est détérioré dans sa totalité, qu'il soit noirci, graisseux ou atteint de carie, nous ferons une grande incision simple, et nous enlèverons l'os tout entier. »

Mais il est peu probable que ces préceptes aient été mis en pratique à une époque aussi reculée. Paul d'Egine qui reproduit le passage d'Antyllus parle bien d'enlever le radius ou un os semblable, mais il ne cite plus l'humérus.

Pierre d'Argelata, chirurgien de Bologne, qui vivait vers le xve siècle de notre ère, enlève un cubitus entier, et conseille d'agir ainsi pour un humérus et même pour un fémur. Mais ce sont là des conseils et non des opérations.

Lorsque, avec Moreau père et fils, avec Perey et Baudens, les résections entrèrent dans une période scientifique, nombre de résections partielles furent pratiquées sur l'humérus ; mais il faut venir bien près de de nous pour voir pratiquer l'ablation totale de cet os.

Cependant, Larghi donne des procédés pour l'extirpation de l'humérus entier, mais il ne pratique que des résections partielles. « Les procédés pour l'extraction du corps des os, ou de l'os entier, fondés sur l'unicité de l'incision extérieure, la pénétration dans la gaine périostique, à travers les interstices musculaires, sont très rationnels au point de vue opératoire, bien qu'en réalité ils ne puissent pas toujours être décrits, à cause des désordres produits dans le membre (Ollier). »

La première observation se rapportant à un cas d'ablation totale de l'humérus est de Cutter; elle fut publiée en 1866.

Puis Langenbeck et Schonborn enlevèrent en trois fois l'humérus en totalité pour panostéite consécutive à un coup de feu (1874).

En 1872, Güterbock pratiqua une ablation totale de l'humérus dont il publia le résultat dans les *Archives de Langenbeck*.

En 1873, Calhourn en publia un cas dans l'*Atlanta medical and surgical Journal*.

En 1877, Billroth fit en deux temps l'extirpation totale d'un humérus.

L'*Encyclopédie de chirurgie* en 1885 ne cite que les cas de Cutter, Langenbeck et Billroth.

Ollier, dans son *Traité des résections* envisage l'éventualité d'une ablation totale, donne même un manuel opératoire typique de l'opération, mais il n'enlève pas d'humérus entier.

Puis vient l'opération de Polaillon (7 avril et 13 décembre 1888), celle de Sexton (octobre 1888), celle dont M. P. Delbet a parlé à la Société de chirurgie dans la séance du 6 juin, séance où Guinard montra l'opéré de M. Polaillon.

MM. Guinard et Gardner ont publié dans la *Revue d'Orthopédie*[1] un article sur les résultats fonctionnels de l'ablation totale de l'humérus non suivie de régénération osseuse.

Enfin, il y a quelques mois, M. Delore présentait à la Société des sciences médicales de Lyon[2], une malade à qui il avait enlevé l'humérus tout entier par une série d'interventions, à la suite d'une suppuration interminable du bras.

Beaucoup d'écrits parlent d'ablation totale, mais en réalité se sont des résections très étendues, qui n'entrent pas dans le cadre de notre étude.

Ces observations erraient éparses dans la littérature médicale, lorsque M. Paul Galliot, dans une thèse parue à Paris le 23 janvier 1902[3], eut l'idée de les grouper afin d'en dégager les enseignements qu'elles contiennent. Nous venons ajouter aux observations que publie M. Galliot une observation nouvelle et faire entrer dans le cadre des indications d'ablation totale, certains cas d'ostéomyélite tuberculeuse qui ne sont pas mentionnés.

[1] Guinard et Gardner *Revue d'Orthopédie* (1er mars 1901), p. 91-102.

[2] Grand-Clément et Delore, *Lyon Médical*, 29 janvier 1905.

[3] Galliot, th. Paris, janvier 1902.

MANUEL OPÉRATOIRE

Quel que soit le manuel opératoire choisi pour l'ablation totale de l'humérus, il faut avant tout se préoccuper de ne léser aucun vaisseau ou nerf important du bras, et en respecter le plus possible la musculature.

Aussi, ne saurait-on s'adresser à une incision qui passerait sur le côté interne du biceps, à cause du riche paquet vasculo-nerveux qui s'y trouve.

Cutter (obs. II) pour l'ablation totale de l'humérus a fait une incision unique. Il l'a d'abord tracée dans le sillon interdeltoïdo-pectoral, et l'a prolongée ensuite jusqu'au coude, en suivant la cloison intermusculaire externe. Le chirurgien qui, pour des raisons diverses, serait appelé à suivre cette voie ne devra pas oublier qu'un nerf important, le radial, va se trouver sous le bistouri. Il devra, dans un premier temps, rechercher ce nerf et le récliner en arrière. Il le trouvera dans la gouttière de torsion de l'humérus, à 10 centimètres de l'épicondyle.

Mais il existe une méthode plus rationnelle pour l'ablation totale de l'humérus, c'est le procédé à deux temps.

Ollier, envisageant l'hypothèse de l'ablation totale de l'humérus s'exprime ainsi : « S'il arrivait, dit-il, que l'on pût mettre en question l'ablation complète de l'humérus on dénuderait d'abord sa moitié supérieure, puis sa moitié inférieure. Il ne serait pas nécessaire de faire une incision tout le long de l'os ; il suffirait de découvrir séparément les deux extrémités articulaires. On retire ainsi, sur le cadavre, la totalité de l'humérus de sa gaine périostique sans lui laisser adhérer un lambeau de périoste et en conservant tous les rapports des muscles du bras. »

Examinons séparément chacun de ces temps :

1er Temps. — RÉSECTION DE LA MOITIÉ SUPÉRIEURE. — Il s'agit en somme d'une résection de l'épaule. Les mêmes règles président au choix de l'incision. Celle-ci devra se faire dans l'interstice deltoïdo-pectoral. Suivant le conseil d'Ollier, on incisera à quelques millimètres en arrière, sur le faisceau antérieur du deltoïde, afin d'éviter de blesser la veine céphalique qui rampe dans ce sillon. Seulement cette incision devra être plus étendue en bas que pour une résection ordinaire de l'épaule, et devra atteindre et même dépasser l'empreinte deltoïdienne, car il s'agit d'enlever non seulement la tête humérale, mais encore la moitié supérieure de la diaphyse.

Après incision des parties molles, on incise la gaine périostique, en commençant par la tubérosité externe, en ayant soin de ne pas ouvrir la gaine du tendon bicipital. Celui-ci est récliné en dedans et la tubérosité interne dénudée. L'on fait alors saillir en avant l'hu-

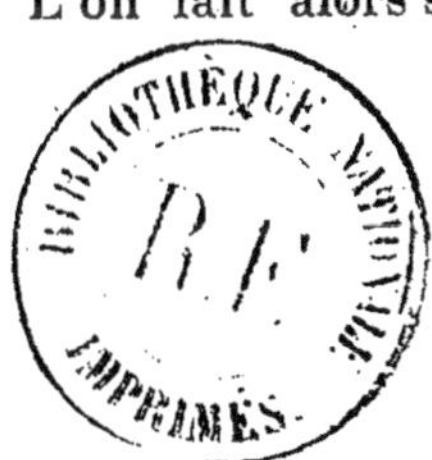

mérus que l'on dénude avec le détache-tendon jusqu'à l'empreinte deltoïdienne et plus bas encore. La tête humérale est saisie avec un davier, l'humérus scié le plus bas possible au-dessous des tubérosités, et enlevé.

2e Temps. — RÉSECTION DE LA MOITIÉ INFÉRIEURE. — Vu l'importance et l'épaisseur des parties molles de la région antérieure, cette région doit être délaissée. De toutes les autres faces, celle qui doit être choisie est la postéro-latérale-externe.

C'est à la grande incision en baïonnette que l'on aura souvent recours. Ce procédé classique de la résection du coude est applicable dans beaucoup de cas d'ablation totale de l'humérus, car il est rare que le processus morbide se soit localisé à l'humérus sans lésions du côté des extrémités supérieures des os de l'avant-bras. En fait, dans les observations que nous avons recueillies, Delore (obs. I) pratique d'abord la résection du coude; Cutter (obs. II) pratique, avec l'ablation de l'humérus entier, la résection des têtes du cubitus et du radius; Billroth (obs. V) résèque, outre l'humérus qu'il enlève en entier, 1 centimètre des os de l'avant-bras. On pratiquera donc une première incision qui, partant de la base de l'olécrâne, descendra le long du bord postérieur du cubitus entre le long supinateur et le vaste externe. Si l'on ne croit pas avoir à intervenir sur les os de l'avant-bras, cette incision peut être supprimée. Les deux autres tracés de le grande incision nous intéressent beaucoup plus. Partant de la base de l'olécrâne, l'incision ira légèrement oblique en dehors et en haut, jusqu'au point saillant de l'épicondyle ; enfin, de ce dernier point, on fera partir une incision directement en haut le long de la face externe du bras. Cette incision devra être poussée aussi haut qu'il est nécessaire, bien plus que pour une simple résection du coude, mais il ne faudra jamais perdre de vue le nerf radial et se rappeler qu'il contourne l'humérus à 10 centimètres au-dessus de l'épicondyle. Si l'incision devait être prolongée jusqu'à ce niveau ou au delà, ce serait le. cas de mettre en pratique le procédé d'Ollier, c'est-à dire la mise en sûreté préalable du nerf radial.

L'incision pratiquée, l'extrémité inférieure de l'humérus est dépouillée, luxée, les chairs et la gaine périostique détachées au détache-tendon repoussées en haut. On pousse en haut le décollement jusqu'au point où on l'a poussé de haut en bas par l'incision supérieure. L'extrémité inférieure humérale est extraite de sa gaine. Le désossement du bras est complet.

Envisageons les avantages de ce manuel opératoire. Les dangers de blesser le nerf radial sont en quelque sorte minimes, si l'on y prête sérieuse attention, et qu'on le dénude et le récline en arrière dans le cas où l'incision inférieure serait prolongée jusqu'à son voisinage : il ne saurait être lésé à la rigueur qu'en essayant de détacher le perioste de l'os. Mais, c'est généralement dans des cas d'ostéomyélite que l'on pratique l'ablation totale de l'humérus. Alors le périoste est presque toujours complètement détaché de la masse osseuse qui baigne dans son propre pus.

Mais il y a plus encore : Au lieu du grand délabrement pouvant résulter d'une incision unique, comme le fit Cutter et Sexton, par exemple, le procédé à deux temps, à tunnel comme l'a dénommé Larghi, respecte par excellence les parties molles, et l'humérus scié en son milieu est retiré de sa gaine comme les mains d'un manchon, sans dilacération importante.

C'est l'inocuité de ce procédé vis-à-vis le nerf radial et ce respect des parties molles qui font de cette méthode une méthode rationnelle, une méthode de choix.

Un autre procédé a été donné par Larghi, nous en parlons pour mémoire. C'est un procédé à chairs rebroussées. L'humérus est mis à nu par une section transversale des parties molles. Celles-ci sont retournées comme un doigt de gant ; l'humérus est dégagé, extrait. A la vérité, on conçoit qu'à la rigueur cette méthode soit applicable pour des résections partielles, mais il est difficile de voir là un moyen pratique d'ablation totale de l'humérus. Nous nous en tiendrons à ce que nous avons décrit plus haut.

Jusqu'ici, nous avons supposé qu'il s'agissait d'ablation sous-périostée. Pour une ablation extra-périostée, les mêmes principes, les mêmes idées, militant en faveur de la même méthode. Le temps seul de l'opération qui varie est qu'on n'incise pas la gaine périostique ; on reste en dehors d'elle. Les difficultés opératoires sont plus grandes, car on pénètre en quelque sorte dans le territoire de nerfs et de vaisseaux qu'il importe de ne pas léser. Il suffit de se rappeler leur siège précis : en haut, les circonflexes antérieur et postérieur; au col chirurgical, le nerf radial, l'humérale profonde, ses veines ; en bas, derrière l'épitrochlée, le cubital. La section des artères périhumérales n'a pas une importance capitale. Il est bon toutefois de s'appliquer à l'éviter pour mieux ménager la nutrition des parties molles. La section du nerf radial serait chose plus fâcheuse : c'est surtout sur lui que doivent porter l'attention et les précautions de l'opérateur.

Il nous reste maintenant pour compléter notre étude par préciser ce que nous appelons temps de l'opération. Pour la facilité de la description, nous avons appelé premier temps celui qui comporte la résection de la moitié supérieure de l'humérus, et deuxième temps, celui de la résection de la moitié inférieure. En fait, il ne saurait y avoir de premier et de second temps. Le chirurgien résèque d'abord la première partie malade et, dans la suite, il peut être amené par l'extension du processus morbide au reste de l'os à réséquer en une ou plusieurs interventions le reste de l'humérus, réalisant ainsi, à des intervalles plus ou loin éloignés, l'ablation totale de l'humérus en deux temps.

Tel est le procédé typique de l'ablation totale de l'humérus. Mais voyons si les faits confirment ces vues *a priori*.

Chose curieuse, bien que les procédés de Larghi datent déjà de plus de quarante ans, bien que celui d'Ollier figure dans le « *Traité de la régénération des os* », paru en 1867, aucun des chirurgiens qui ont exécuté l'ablation totale de l'humérus ne les a mis entièrement en pratique. Ollier n'a jamais eu l'occasion d'enlever un humérus entier, Larghi non plus. Les autres n'ont pas suivi un manuel opératoire réglé. C'est que nul d'entre eux n'a entrepris l'opération avec l'idée arrêtée d'enlever l'humérus dans sa totalité, en une seule fois. Toujours, ils espéraient pouvoir conserver au moins quelque partie de l'os, et ce n'est souvent qu'après une longue série d'interventions que, de guerre lasse, devant une suppuration jamais tarie, qu'ils se sont arrêtés à l'idée de couper le mal dans sa source, en enlevant ce qui restait de l'os.

Le malade de Cutter eut la tête et le col huméral gauche fracturé par une balle. On lui fit la résection immédiate de ces parties par une incision devant le deltoïde, mais ce ne fut que le 21 juillet 1864, huit mois après, que le chirurgien de Newark lui enleva ce qui restait de l'humérus. Il prolongea simplement en bas la première incision antérieure. Il ne se préoccupa pas du périoste. C'est en somme une ablation extra-périostée avec une seule incision.

Billroth opère en deux temps : il fait d'abord une résection du coude, le 1er septembre 1876, puis devant la nécrose envahissante de la diaphyse, il pratique, le 25 janvier 1877, soit six mois après, l'ablation du reste de l'humérus par une incision antérieure dans l'interstice deltoïdo-pectoral, prolongée en bas jusqu'au tiers inférieur du bras. Il fait une résection sous-périostée.

M. Polaillon fait une opération en deux temps à huit mois d'intervalle. Au commencement d'avril, il enlève les deux tiers supérieurs de l'humérus par une incision externe, allant de l'acromion jusqu'au tiers inférieur du bras et, le 13 décembre, devant les accidents suppuratifs qui continuaient, il enlève ce qui reste de l'humérus.

Langenbeck et Schonborn s'y prirent à trois fois
pour enlever l'humérus droit du lieutenant Von Roell.
Celui-ci est blessé d'un coup de feu qui lui fracture le
bras. Dix jours après, esquillotomie; vingt jours plus
tard, résection de l'épaule et du fragment huméral supérieur à la fracture; cinquante jours après cette opération; Schonborn enlève à Berlin ce qui reste de l'os.
Il y a très belle régénération osseuse.

Guterbock enlève l'humérus en une seule fois. Il fait
d'abord une grande incision antérieure, ce qui est très
vague, et résèque la moitié inférieure de l'os; devant la
nécessité d'enlever le reste de l'os, il prolonge en haut
son incision en respectant le tendon de la longue portion du biceps.

Sexton avait affaire à une ostéomyélite, avec abcès
siègeant à l'insertion deltoïdienne. Il pense que l'ablation de la moitié supérieure de l'humérus sera suffisante et fait une incision de 6 pouces qui, partant du
sommet de l'acromion, se dirige directement en bas.
Le mauvais état de l'os le conduit à pratiquer une
ablation totale et dans la même séance, il achève
d'enlever l'os en prolongeant son incision. Il n'y eut
pas de régénération osseuse et, vraisemblablement,
l'observation étant muette à cet égard, l'opération fut
extra-périostée.

La malade de Delore subit une série d'interventions.
Une première fois on pratique une résection du coude.
La tête du radius et l'olécrane sont enlevés, l'extrémité
inférieure de l'humérus est en partie réséquée. On a
recours à l'incision baïonnette. Trois mois après, sé-
questromie. Trois autres interventions sur l'extrémité

inférieure de l'humérus dans, lesquelles on enlève la moitié inférieure de cet os, ne tarissent pas la suppuration. Pour ces opérations, on pratique une incision médiane postérieure. Enfin, près de deux ans après la première intervention, devant un état de suppuration prolongée, des douleurs violentes au niveau de la tête humérale, Delore pratique la résection de l'épaule et extrait ce qui reste de l'os. Ainsi donc, ce n'est qu'au bout de la septième intervention que fut pratiquée l'ablation totale de l'humérus. Celui-ci fut attaqué par ses deux extrémités, et la partie moyenne du bras fut respectée.

En somme, en réunissant les résultats de notre analyse des observations, nous arrivons aux remarques suivantes :

1° L'ablation totale de l'humérus ne fut faite qu'une seule fois, dans une seule intervention ; Cutter intervint deux fois et Polaillon trois fois. Enfin Delore, avant de se résoudre à l'extraction de l'os entier, tenta par six fois des résections partielles et ce n'est que dans une septième intervention qu'il libéra complètement le bras de son tuteur osseux.

C'est qu'en effet les chirurgiens ont toujours ou presque toujours eu l'espoir de conserver quelque chose de l'humérus, et ce n'est que la main forcée, devant l'éventualité d'une désarticulation de l'épaule, qu'ils se sont résolus à pratiquer l'ablation totale de l'humérus.

Cette hésitation à sacrifier un os entier nous paraît absolument de mise ; aussi, croyons-nous que, comme

par le passé, le chirurgien devra surtout se laisser gui-
der par les circonstances.

2° Nous remarquons, au sujet du manuel opératoire
employé, que Billroth, Polaillon, Delore seuls ont atta -
qué l'humérus par ses deux extrémités, en respectant
la partie moyenne du bras. Les autres se sont bornés à
prolonger leur incision première, mais tous ont suivi
la même voie, sillon interdeltoïdo-pectoral, sillon intermusculaire externe. Il ne faut certes pas tenir rigueur
aux chirurgiens de ne pas avoir suivi la voie classique
décrite par Ollier. C'est qu'en général ils ont suivi pas
à pas la nécrose humérale, enlevant à chaque instant
quelques parcelles de l'os, et sont arrivés ainsi, par une
série de résections partielles, à extraire l'os entier, en
pratiquant sur toute la longueur du bras une unique
incision.

Néanmoins, nous croyons que le chirurgien, sans
être l'esclave de ce manuel opératoire, doit toujours
chercher à atteindre l'humérus par la méthode d'Ollier
et tenter d'arriver comme Billroth, Polaillon et Delore,
à l'ablation totale par ce seul procédé. Mais là encore
les préceptes opératoires réglés d'avance ne sauraient
être rigoureux. Le plus souvent, le chirurgien emploiera
la méthode qui lui est familière et plus d'une fois
même il sera obligé de recourir à des procédés impro-
visés auprès de la table d'opération.

3° Beaucoup de chirurgiens ont suivi la voie sous
périostée et ont obtenu dans la suite des régénérations
plus ou moins complètes. Il est difficile de formuler à
cet égard des préceptes absolus.

Nous croyons que la résection sous-périostée devra

toujours être tentée de prime abord, sauf s'il s'agit d'un ostéosarcome; mais il ne faut pas s'illusionner sur le résultat que l'on pourra obtenir ; l'os nouveau à son tour peut suppurer et devra être enlevé; c'est ce qui est arrivé à Delore, qui a retiré une coque osseuse de nouvelle formation, hérissée d'ostéophytes entourant une cavité remplie de fongosités. En somme, si la résection sous-périostée est de mise lors des premières interventions, nous croyons que, devant une suppuration prolongée, elle devient inutile et qu'il est même bon, pour tarir complètement toute source nouvelle de suppuration, de pratiquer l'ablation totale de l'os par une résection extra-périostée dont les indications seront exceptionnelles.

INDICATIONS ET CONTRE-INDICATIONS

Il semble étrange de prime abord que l'on veuille écrire un chapitre d'indications de l'ablation totale de l'humérus, car ce procédé ne doit jamais constituer qu'un procédé d'exception.

Palaillon ne la tenta lui-même que devant le refus formel de sa malade de consentir à la désarticulation de l'épaule. Et cependant le cas que nous avons vu de nos propres yeux nous a montré ce que ce procédé d'exception pouvait donner au point de vue fonctionnel, et qu'en définitif, cette méthode exceptionnelle s'était montrée singulièrement supérieure à ce qui semblait la méthode de choix.

Il est donc des cas où l'ablation totale de l'humérus doit être tentée avant de se résoudre à la désarticulation de l'épaule. Mais ce sont-là, il nous semble, les indications de l'opération.

Voyons donc les éventualités où la question de l'ablation totale de l'humérus pourrait être soulevée.

Lésions traumatiques. — Il est rare qu'un traumatisme produise un tel fracas de l'humérus qu'on ne puisse conserver une portion notable de cet os. De plus de tels traumatismes s'accompagneraient de tels désordres des parties molles que la désarticulation de l'épaule devrait être préférée.

D'ailleurs il ne peut s'agir ici que des lésions traumatiques primitives et non des infections secondaires qui se présentent sous un autre aspect ; or, cette question des résections primitives est à peu près jugée maintenant, et les auteurs, Chauvier et Nimier, entre autres, rejettent ces opérations.

Lésions infectieuses. — Ce sont elles surtout que nous retrouvons dans nos observations. Sept cas sur huit se rapportent à des affections de nature infectieuse.

L'ablation totale peut-elle être tentée dans les cas d'ostéomyélite aiguë ? Ecoutons ce que dit Bérard[1], « De telles nécessités sont exceptionnelles ; Ollier prétendait même que l'ostéomyélite, quand elle n'est pas suraiguë, et quand elle donne le temps d'intervenir, permet toujours la conservation d'un étui périostique suffisant pour la reconstitution d'un os nouveau plus ou moins court, mais solide. »

Ainsi, une ostéomyélite aiguë vraie n'entraînerait qu'exceptionnellement l'ablation totale de l'humérus.

Mais lorsque une ostéomyélite est passée en quelque sorte à l'état chronique, lorsqu'à la suite d'une plaie de l'humérus la diaphyse, le canal médullaire ont été infectés et que l'infection s'est propagée à tout l'os, alors on voit des panostéites et des pandiaphysites graves.

[1] Bérard, *Lyon Médical*, 29 janvier 1905.

Ecoutons ce que disait Ollier de ces cas en 1864, au Congrès de Lyon[1]. « On pourrait, dans certains cas déterminés, enlever la presque totalité de ces os, pour l'humérus du moins, dans les cas d'ostéite chronique suppurée, par exemple lorsque la maladie n'a pas de tendance à guérir et résiste aux traitements hygiéniques et chirurgicaux les mieux conduits. Des lésions très graves de ces os guérissent le plus souvent par les seules forces de la nature; mais il en est qui ne guérissent pas et menacent la vie du malade. »

Nous croyons que l'hésitation est d'autant moins permise devant un bras criblé de fistules, ou en présence d'une suppuration rebelle, que le sujet est plus jeune et son état général satisfaisant. La régénération est possible; si elle vient à manquer, le membre désossé ne sera pas inutile, et nous aurons mieux fait que de désarticuler.

En présence d'une panostéite grave, s'accompagnant de suppuration abondante et de phénomènes généraux intenses, l'indication de l'ablation totale de l'os se pose dans les cas où l'on espère enlever ainsi tout le foyer infectieux local d'où part l'infection générale de l'organisme.

Lésions néoplasiques. — Ce n'est pas d'aujourd'hui que l'on a fait des résections pour tumeurs osseuses, puisque Roux de Brignoles en faisait en 1834, mais les résultats n'étaient pas brillants. Cependant nous pouvons enregistrer des cas heureux, ceux de

[1] Ollier (*Du périoste au point de vue physiologique et chirurgical*, p. 58). Congrès de Lyon. 1864.

Mickulicz Lejars, et Heurtaux de Nantes ; M. Gangolphe, à Lyon, dans une série de communications, a démontré la valeur de ces opérations conservatrices appliquées aux ostéo-sarcomes de l'humérus. Aussi ne devrait-on pas hésiter à recourir à l'ablation totale de l'humérus, en présence d'une tumeur limitée à cet os, mais ayant envahi une grande partie de la diaphyse. Jusqu'ici cette ablation totale n'a pas été faite contre des ostéo-sarcomes ; mais le succès des ablations partielles nous permet de la conseiller, en cas de besoin.

S'il n'existe pas encore de cas d'ablation totale de l'humérus pour tumeurs néoplasiques, nous avons du moins un cas intéressant de Buffet, d'Elbeuf, qui pratiqua une ablation subtotale de l'humérus pour ostéosarcome. Sauf l'extrémité articulaire inférieure, l'os tout entier fut enlevé. La malade s'est servie activement de son bras, puisqu'elle a pu reprendre son métier de couturière vingt et un mois après son opération. N'est-ce pas là déjà un beau résultat que vingt et un mois de santé et la conservation d'un membre qui rend de si utiles services.

Nous ne voulons pas conclure que l'ablation totale de l'humérus soit un procédé de choix pour les ostéosarcomes de cet os ; nous croyons toutefois qu'elle peut s'y trouver indiquée. Mais elle ne saurait être proposée que lorsque le néoplasme reste encore limité à l'intérieur du périoste ; elle peut être alors suffisante et l'on peut ainsi conserver un membre qui peut être

[1] Gangolphe, *Arch. prov. de chirurgie,* nº 12. 1ᵉʳ décembre 1904, *Lyon Médical,* 12 février 1905.

utile. Mais quand il s'agit de tumeur il est toujours in-
diqué de ne s'adresser qu'à la méthode extra-périostée ;
et même l'extra-périostée, dite large par Ollier, est pré-
férable à la parostale.

Si, au contraire, nous avons affaire à une tumeur qui
a envahi les parties molles, à des ganglions engorgés,
si même la tumeur est mal limitée, l'ablation totale de
l'humérus doit céder le pas à la désarticulation.

Ostéomyélite tuberculeuse. — Les indications
de l'ablation totale de l'humérus dans la tuberbulose
sont bien certainement exceptionnelles, puisque Ollier
en cite un seul cas. Nous apportons une nouvelle observation d'une malade de M. le professeur Poncet où, à
la suite d'une tumeur blanche du coude ayant succédé
à un traumatisme, M. Delore fut amené après sept
interventions à pratiquer l'ablation humérale totale.

C'était une femme qui avait subi tout d'abord une
résection du coude pour ostéo-arthrite tuberculeuse
datant de deux ans. Quelques mois après, devant la
persistance des fistules, on dut pratiquer l'ablation d'un
séquestre développé sur l'extrémité inférieure de l'humérus. La guérison des fistules et en même temps la
disparition des douleurs ne persista que trois mois. A
ce moment, les souffrances réapparurent extra-violentes;
elles étaient réveillées par la pression sur l'extrémité inférieure de l'humérus dont le volume était manifeste-
ment augmenté.

A deux reprises, on réintervint sur cet os dont le
périoste était très épaissi et recouvrait un os éburné,
recouvrant lui-même chaque fois un foyer caséo-fon-

gueux développé aux dépens de la moelle. Chaque fois, les douleurs furent amendées, mais elles reparurent également quelques mois après. C'est alors que devant la persistance de ces accidents qui rendaient la vie intenable, on tenta la résection de toute la moitié inférieure de l'humérus, en dépassant largement les limites de la zone qui paraissait envahie. Le périoste avait une épaisseur considérable. Au-dessous se trouvaient des couches périostiques de nouvelle formation et, au centre du moignon existait un petit foyer caséeux sur la surface de coupe de l'os; la moelle était vasculaire, sans traces évidentes de tuberculose et l'on crut avoir dépassé les limites.

Mais, quelques mois après, il s'était reproduit de nouvelles ostéophytes douloureuses à la place de l'os enlevé. Le bout inférieur de l'humérus était de nouveau volumineux, douloureux. De plus, sur la tête humérale existait un point douloureux à la pression, et la malade accusait des douleurs spontanées à cet endroit. Les mouvements de l'épaule étaient presque abolis par la contracture. On se décide alors à l'ablation totale de l'humérus, des ostéophytes, etc. et, depuis, la malade est restée guérie.

De cette observation découlent les indications, du reste exceptionnelles, de l'ablation totale de l'humérus, dans les cas de tuberculose de cet os. Cette opération sera indiquée lorsqu'on se trouvera en présence d'une ostéomyélite diffuse, d'ostéopériostite (la panostéite tuberculeuse ou granulie osseuse) avec invasion des épiphyses et des articulations voisines. Elle sera justifiée par des douleurs persistantes, malgré des résections partielles et par la pullulation incessante des foyers fongueux au delà des limites de la résection partielle. L'indication ne se pose pas d'emblée, mais après l'échec d'une ou plusieurs interventions préliminaires.

RÉSULTATS

L'humérus enlevé totalement, que va-t-il se produire ? Le bras est-il destiné à rester ballant ou bien va-t-il recouvrer son tuteur osseux ? S'il pend inerte, le long du corps, ne sera-t-il toujours qu'un ornement inutile, ou pouvons-nous espérer de lui quelques services ? C'est ce que nous allons examiner.

Régénération. — Si la gaine périostique a été gardée, la régénération osseuse est *a priori*, possible ; mais en fait cette régénération osseuse est liée à l'existence de conditions multiples que nous nous efforcerons de préciser.

Le déterminisme des conditions de la régénération de l'humérus, après extraction sous-périostée de cet os a été étudié par Ollier dans ses si nombreuses expériences qui constituent une source inépuisable de renseignements pour qui veut étudier le mécanisme et le résultat de la régénération osseuse. Ollier a enlevé plusieurs fois l'humérus entier chez des animaux, et cela avec une fortune diverse.

Voici une de ses expériences les plus concluantes :

Le 25 janvier 1865, il enleva la totalité de l'humérus chez un chien de six mois, en conservant le périoste et les attaches ligamenteuses et musculaires. Après l'ablation de l'os qui mesurait 7 centimètres, le bras se rétracta de moitié. Jusqu'au 11 juillet, date à laquelle il fut sacrifié, l'animal ne se servait pas de son membre pour la progression ; mais l'avant-bras n'était pas pendant ; l'animal le soulevait quand on lui demandait la patte ; celle-ci n'était pas repliée sur l'avant-bras.

« L'humérus reproduit avait 52 millimètres de long, en comprenant le tissu intermédiaire non encore ossifié. Au premier abord, l'extrémité inférieure semble même manquer. L'extrémité supérieure est remarquable par son volume, elle est presque aussi épaisse que celle qui avait été enlevée. Le corps de l'os présente, quoique très court, la gouttière de torsion. Mais ce qu'il y a de remarquable, c'est que toutes les attaches musculaires sont rattachées dans leurs rapports normaux. Les insertions des muscles sous-épineux, sus-épineux, deltoïde, petit rond, sous-scapulaire, grand rond, coraco-brachial, vaste-externe et vaste-interne, se remarquent à leur place habituelle. Le biceps est très renflé au centre ; son tendon glisse dans sa gouttière ; le brachial antérieur s'enroule autour de l'humérus comme à l'état normal. On voit à 15 millimètres au-dessus du cubitus, un petit noyau osseux, qui se trouve entre le biceps et le brachial antérieur, et sur lequel prend insertion la portion dite claviculaire du deltoïde. L'extrémité inférieure de l'humérus n'a pas été régulièrement reproduite, elle se trouve même mobile sur la partie supérieure, probablement à cause de la mauvaise contention du membre. Quant aux muscles de l'avant-bras, ils s'attachent tous à une petite tête qu'on ne distingue bien qu'à la dissection. On voit que ces muscles s'insèrent comme à l'état normal sur les condyles de cette tête rudimentaire. Tous ces muscles sont pâles et plus ou moins atrophiés.

L'os présente un rudiment de canal médullaire ; il y a encore quelques noyaux non soudés ; il y a modification de tissu, au niveau de la tête articulaire, mais pas de nouveau cartilage diarthrodial. »

Ollier ajoute : « Quelque imparfait que soit l'os reproduit, il est remarquable en ce que tous les muscles s'insèrent sur lui dans leurs rapports normaux. Malgré le raccourcissement du membre, un pareil résultat serait inapréciable chez l'homme, si l'on se décidait à enlever la totalité d'un humérus. Les usages de la main seraient en partie conservés et tous les mouvements, possibles jusqu'à un certain degré. »

Heine avait déjà, avant Ollier, obtenu des résultats importants après ablation totale de l'humérus. Il avait pu voir des masses osseuses longitudinales, égalant à peu près, dans ce sens, la moitié de l'os enlevé. Plusieurs étaient constituées par une série de noyaux indépendants. On constatait quelques rudiments de têtes articulaires.

Expérimentalement donc, on obtient des régénérations, après ablation totale, mais l'os reproduit est loin d'égaler en volume, solidité, longueur, régularité, l'os enlevé.

Puis le processus régénérateur peut manquer. Il est toujours moins complet, moins étendu après les extirpations totales qu'après des résections proprement dites. Il est aussi moins rapide.

Enfin, il faut aussi tenir compte de l'état du sujet.

Ces données expérimentales *a priori* sont applica-
bles à l'homme. Mais voyons ce que les faits cliniques
peuvent nous apprendre.

Chose curieuse, nous ne trouvons dans toutes nos
observations qu'un seul cas de régénération complète
et définitive de l'humérus. C'est celui qui est rapporté
dans l'observation de Langenbeck. La dernière intervention de Schonborn, qui enlève ce qui reste de l'humérus, est du 8 novembre et sept mois après, l'os est complètement régénéré sous forme d'un cylindre assez fort.
Cet os se fracture ; il est placé dans une gouttière et il
se consolide. Mais cet humérus de nouvelle formation
se présente sous un aspect spécial. Il est plus mince et
plus court de 8 centimètres que l'humérus gauche ; on
sent aux quatre endroits fracturés autant d'exostoses.
Il se termine par une tête volumineuse irrégulière.

Ainsi se présente à nous le meilleur résultat de régénération osseuse obtenu dans les cas d'ablation totale, et
le résultat en est beau. Voici ce que dit Ollier : « Il
ressort de cette observation qu'une colonne osseuse de
25 centimètres s'était formée entre l'épaule et le coude
après ablation totale de l'humérus. Elle équivaut aux trois
quarts de la hauteur relevée (33 cm.). Cette longueur
nous paraît le maximum qu'on puisse espérer, quand
il n'est pas resté dans la gaine périostique des esquilles
longitudinales faisant attelle et maintenant la longueur
du membre ».

Guterbock avait un malade qui était porteur d'une
nécrose totale de l'humérus et dont l'état général était
précaire. La régénération osseuse n'avait pas grande
chance de se produire. A la sixième semaine, on sent

une corde dure au milieu du bras. La dixième semaine, il succombe avec tous les signes de dégénérescence amyloïde de tous les gros viscères. A l'autopsie, on trouve à la place de l'humérus extirpé, un tissu fibreux dur et solide avec quelques points isolés de tissu osseux.

Les autres résultats sont encore moins merveilleux.

M. Delore fait d'abord une résection du coude sous-périostée. A la suite de son intervention, il se forme une régénération très incomplète, Mais cette coque de nouvelle formation, est à son tour envahie, criblée de fongosités ; elle est extraite avec 5 à 6 centimètres d'humérus par une nouvelle résection extra-périostée cette fois.

Billroth eut moins encore : bien que son malade n'eût que douze ans, et que l'opérateur eût gardé soigneusement le périoste avec les insertions musculaires, deux mois après il n'y avait pas trace de régénération. Faut-il attribuer ce fait à une irritation périostique prolongée depuis plus de cinq mois ; faut-il incriminer le mauvais état général du sujet, épuisé par une suppuration abondante, ne permettant plus de faire les frais d'une réparation osseuse ? Nous ne savons.

Sexton non plus n'eut pas de régénération. L'opération fut probablement extra-périostée.

De l'examen de ces observations, au point de vue de la régénération osseuse définitive, découlent plusieurs faits que voici : C'est que si une régénération osseuse est possible, elle est rare : que, même le périoste ayant été conservé soigneusement, la régénération peu manquer totalement ; si elle existe, la nouvelle formation

osseuse peut suppurer ou se nécroser à son tour ; enfin,
les cas les plus favorables, ceux où l'opération a été suivie d'une régénération complète et définitive nous montrent une régénération plus pauvre, plus paresseuse que
pour une résection partielle, un os irrégulier, plus mince
et surtout plus raccourci.

Il y a donc possibilité de régénération osseuse après
ablation de la totalité de l'humérus ; elle est d'autant
meilleure qu'il s'agit de sujets plus jeunes et que l'on
opère plus près du début des accidents.

Résultats fonctionnels dans les cas de régénération.
— Nous rappellerons ici le cas de Langenbeck, qui
obtint un humérus complètement régénéré. Voici comment Langenbeck décrit l'état du malade : « Tout le
membre supérieur droit paraît plus petit. La petitesse
de l'omoplate droite est surtout remarquable ; elle est
atrophiée dans toutes ses dimensions. Ce retard de
croissance est moins frappant pour le reste du membre.
Il semblerait même que l'avant-bras et la main sont
plus développés que ceux du côté gauche...

La voûte de l'épaule existe, le deltoïde est relative-
ment bien développé... La mobilité active du bras en
avant et en arrière est assez étendue. Le patient porte
la main à la bouche, sur le dos, s'en sert pour manger,
mettre sa cravate, etc .. L'élévation active du bras en
dehors, mouvement auquel le sujet ne s'est jamais
exercé reste très restreinte, et n'est même pas possible
sans le secours de l'omoplate. Si on fixe ce dernier os,
on peut soulever passivement le bras presque horizontalement en dehors et verticalement en avant, et mettre
la main sur la tête. Il était évident que, faute d'exer-

cice, la surface articulaire de la nouvelle tête humérale n'a pu se développer que défectueusement car, tandis que les mouvements en avant et en arrière s'exécutent parfaitement, on sent un frottement des surfaces rugueuses, en exagérant les mouvements passifs d'élévation.

Les mouvements actifs de l'articulation du coude sont normaux et très vigoureux. Le malade fléchit l'avant-bras lentement et sûrement en soulevant une chaise. Et, plus loin, il ajoute : « Le malade écrit sans fatigue, joue remarquablement bien au billard ».

Il est vrai que Bucchholtz, chargé du rapport officiel, est moins élogieux. Il relève bien des défectuosités dans le nouvel os. Il note, lui aussi, une forte atrophie des muscles de l'épaule et même des muscles de l'avant-bras et de la main. « Les mouvements actifs, dit-il, sont impossibles; les mouvements passifs sont possibles dans une certaine mesure, mais si on cherche à en augmenter l'étendue, ils sont douloureux. Les mouvements de l'articulation du coude sont assez libres, La supination est impossible, même passivement. »

Mais quelle que soit la différence qui existe entre la description de Langenbeck et la description de Bucchholtz, nous remarquerons ce fait qu'au mois d'avril 1874, le lieutenant espérait rentrer au régiment, espoir qu'il n'aurait certainement pas caressé, s'il n'eût pas récupéré un fonctionnement du bras plus étendu que celui que lui accorde Bucchholtz.

Il semble en tout cas que, lorsqu'il y a régénération osseuse, les mouvements reparaissent dans une certaine mesure, en rapport avec l'intégrité de l'appareil musculaire surtout. On a à lutter contre l'atrophie fréquente et, pour cela, il convient d'user largement du massage et de l'électricité. L'étendue des mouvements dépendra de l'os nouveau, mais aussi et surtout du façonnage que les mouvements passifs et l'exercice actif auront donné aux extrémités néoformées. Il y a donc à veiller à ce traitement post-opératoire.

Mais la régénération n'est pas un phénomène constant. Elle manque chez les sujets âgés, elle peut même manquer chez les jeunes sujets (ob. V). Enfin, dans les ablations extra-périostées, elle ne saurait se produire.

Que va devenir le bras sans tuteur osseux?

Nous avons ici toute une série de nouveaux cas à envisager.

Résultats fonctionnels dans les cas sans régénération osseuse. — Plusieurs observations sont là pour nous indiquer ce que vont devenir ces bras après l'ablation totale de l'humérus sans régénération osseuse.

Polaillon a obtenu, chez son malade, des résultats exposés dans l'article de MM. Guinard et Gardner dans la *Revue d'Orthopédie* [1].

La malade que nous avons pu voir et examiner dans le service de M. le professeur Poncet, offre une grande analogie avec le malade de Polaillon.

C'est ce cas que nous avons vu de nos propres yeux que nous allons décrire. Il nous montrera les résultats que l'on peut attendre, après une ablation totale de l'humérus.

---

[1] Guinard et Gardner, *Revue d'Orthopédie,* 1er mars 1901.

Nous avons examiné cette malade le 29 mars 1905, soit cinq mois environ, après la dernière intervention de Delore, et voici ce que nous avons noté. Quand la malade se tient debout, le bras gauche pend inerte le long du corps ; l'avant-bras est légèrement fléchi sur le bras et dans une position intermédiaire entre la pronation et la supination. Le bras gauche est plus court que le droit. Cette immobilité du bras et ce racourcissement frappent à première vue, mais cependant sans donner à la malade un aspect choquant.

L'épaule gauche paraît légèrement plus élevée que la droite. La saillie musculaire du deltoïde semble faire défaut. Sans doute, ce muscle est légèrement atrophié, mais le fait est dû surtout à la disparition de la tête humérale. L'épaule est aplatie, elle paraît « taillée en coup de hache ». Aussi l'épaule gauche paraît plus petite que l'épaule droite. En avant de l'épaule se trouve la cicatrice de l'incision dans l'interstice deltoïdo-pectoral.

Le bras gauche présente de nombreuses cicatrices que nous montrent les planches ci-jointes. Une occupe une grande partie du côté postérieur du bras, une autre en fer à cheval siège au niveau du pli du coude. Le bras cependant n'est pas trop déformé et il reste généralement arrondi. Mensuration prise, à l'état de flacidité du bras, de l'acromion au bord supérieur du cubitus (l'olécrâne a été enlevé), le bras mesure 25 centimètres ; comparativement au bras droit, il offre un raccourcissement de 6 centimètres. Il ne paraît pas atrophié. Les saillies musculaires se dessinent assez nettement. En somme, il est surtout raccourci.

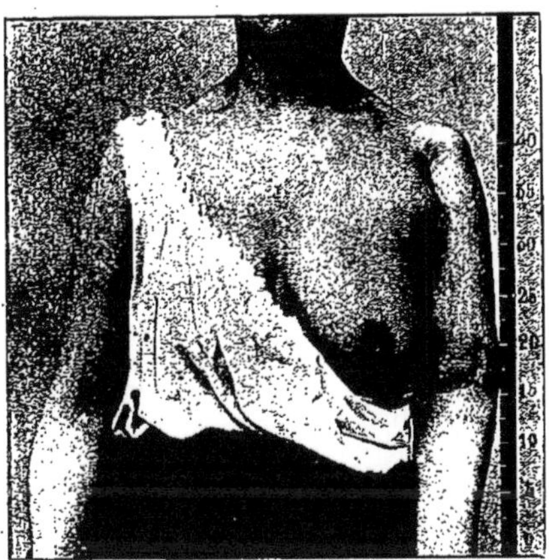

FIG. 1

La figure 1 représente un état comparatif des bras et des épaules, en état de relâchement complet des muscles.

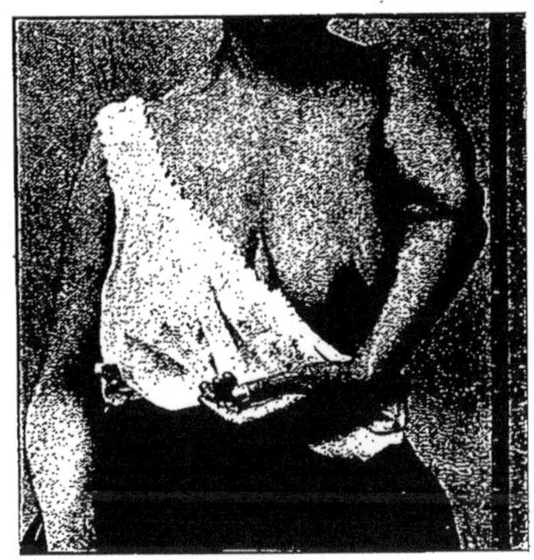

FIG. 2

La figure 2 montre ce que peut faire la malade par une contraction maximum des muscles du bras, et en s'aidant de l'épaule.

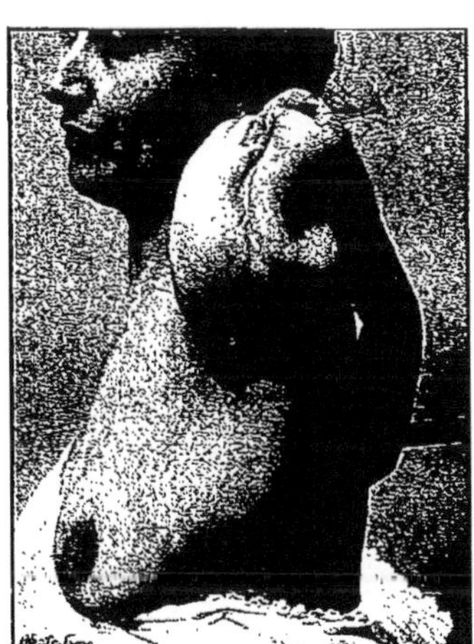

FIG. 3

La figure 3 indique la flaccidité de ce membre sans humérus. Le bras est rejeté derrière le dos. Même dans cette position, les mouvements de la main sont moins forts, mais peuvent s'exécuter. La cicatrice qu'on y voit siège sur le coté postérieur du bras.

Le bras est complètement flasque. On peut le tordre sur lui-même et faire exécuter à l'avant-bras une rotation complète. Le bras devient alors complètement spiroïde. La malade n'accuse pas de douleurs. Une figure ci-jointe, montrant ce bras complètement rejeté en arrière, indique l'état de flacidité de ce segment de membre réduit à sa seule musculature.

Les muscles de l'avant-bras sont légèrement atrophiés. L'atrophie paraît surtout marquée à la main, notamment au niveau de l'éminence thénar. Au creux de la main, une cicatrice témoigne d'une affection ancienne d'origine tuberculeuse. Peut-être, est-ce là qu'il faut chercher la cause de cette atrophie plus marquée des muscles de la main.

Ainsi se présente notre malade. Qu'attendre d'un état qui, de prime abord, paraît si lamentable ? Les mouvements actifs du bras sont en partie abolis ; celui-ci pend le long du corps ; la malade ne peut le porter ni en avant, ni en arrière, ni en dehors. La pronation et la supination ne peuvent s'effectuer. Au contraire, *tous les mouvements de la main sont respectés :* la pression de la main est sensiblement aussi forte à gauche qu'à droite, tous les doigts ont conservé leur mouvement et la malade peut se livrer aux travaux délicats de la couture ; détail curieux, intéressant à noter, la main, moins forte sans doute, conserve néanmoins toute sa puissance fonctionnelle, quand le bras est tordu sur lui-même ou rejeté derrière le dos.

Mais tout mouvement du bras n'est pas impossible. Dans notre figure 2, nous représentons l'étendue maximum de mouvement que peut effectuer la malade par ses propres forces. On voit qu'elle arrive à amener la main, à la hauteur de l'estomac. Ce mouvement s'effectue d'une façon bien précise, et s'exécute par une mécanique assez complexe. L'épaule y contribue largement ; elle se soulève, et la malade se penche à droite pour augmenter d'autant l'élévation du bras. Les muscles du bras se contractent énergiquement et forment une masse renflée, circulaire et dure. Le bras se raccourcit et devient globuleux. Il ne mesure plus que 17 centimètres de haut au lieu de 25 centimètres. Il atteint à ce moment 30 centimètres de circonférence à la partie la plus globuleuse. Prenant point d'appui sur cette masse musculaire rigide, l'avant-bras lui-même se fléchit un peu, mais il ne peut atteindre l'angle droit ; enfin, la main se fléchit à son tour sur l'avant-bras.

Ce résultat est en somme bien précaire et, livrée à ses seuls ressources, la malade serait limitée à un nombre de mouvements très restreints. Elle ne peut en effet se servir de son bras, qu'en agissant dans l'axe même du membre. C'est ainsi qu'elle peut porter un sceau, soulever un objet. Si l'on donne la main à la malade, elle peut exercer une traction très forte, mais seulement dans le sens où ses muscles se contractent.

C'est à peu près, la perte de tous les mouvements actifs du bras, et cette perte est définitive. *Seuls restent intacts tous les mouvements de la main.* Ce sont eux surtout qui font toute la valeur fonctionnelle de ce bras ballant. Que l'on vienne, à l'aide d'artifices, à fixer l'avant-bras, et la main pourra alors rendre de grands services. C'est ce que fait la malade. Veut-elle coudre, elle repose l'avant-bras sur une table, et peut ainsi se servir utilement de sa main ? Et ainsi fait-elle pour une multitude d'autres travaux.

En somme, au point de vue fonctionnel, pratiquement la main seule survit et peut rendre à la malade d'inapréciables services.

La malade porte un appareil composé d'une épaulette fixée par un bandage de corps ; de deux brassières, une qui entoure le bras et une autre l'avant-bras. Ces trois pièces sont réunies par des tiges rigides munies de deux articulations, une au niveau de l'épaule, une au niveau du coude.

L'étendue des mouvements de la main n'est pas augmentée par le port de cet appareil. Mais celui-ci fixe le bras et l'avant-bras et permet ainsi une utilisation plus grande de la main.

En outre, il possède un avantage très appréciable. Le bras, sans cet appareil, qu'il soit ballant ou contracté, se fatigue vite. Comment expliquer cette fatigue ? Faut-il incriminer le tiraillement du plexus brachial ou seulement la fatigue musculaire ? Nous croyons que les deux causes doivent être invoquées. Lorsque le bras pend ballant le long du corps, il exerce une traction sur les nerfs du plexus brachial qui, par action réflexe provoquent une contracture des muscles du bras. La fatigue en somme proviendrait surtout de cette contracture réflexe prolongée. L'appareil prévient ce tiraillement du plexus brachial en fixant tout le membre. C'est là l'avantage appréciable de l'appareil : c'est celui que reconnaît surtout la malade, qui le trouve gênant, et ne le porte que pour éviter une fatigue, pour elle très pénible.

Mais loin de nous l'idée de médire des appareils prothétiques dans ces cas de bras ballants. En réalité, celui
que porte la malade, nous le reconnaissons, est lourd
et n'est en somme qu'une gouttière pour ce bras malade ;
mais d'autres chirurgiens, Billroth, Polaillon, ont eu
recours à des artifices très ingénieux ; ils ne semblent
pas néanmoins être arrivés à des résultats bien satisfai-
sants.

En somme, ce qui domine tout ce chapitre des résultats fonctionnels, c'est que l'on conserve à un malade
un bras qui n'est point aussi gênant qu'on pourrait le
croire à première vue, et qu'on lui laisse une main, qui
à la condition d'être fixée reste extrêmement utile. Et
bien ! n'est-ce pas là un heureux résultat qui plaide *en
faveur de l'ablation totale de l'humérus, surtout quand
on la compare à la désarticulation de l'épaule ?* Aussi
estimons-nous qu'en présence de cas douteux, le chirurgien ne devra pas se laisser influencer par les conséquences d'une ablation totale de l'humérus et, dans la
crainte de laisser un bras ballant, gênant, inutile, faire
la désarticulation du bras. Ces conséquences, nous
venons de le voir, pour être fâcheuses évidemment,
ne sont cependant point terribles, et mieux vaut un
bras misérable que n'en point avoir du tout. C'est l'avis
des malades, basé sur des préoccupations d'un autre
ordre, il est vrai, mais important à noter néanmoins.
C'est aussi le nôtre, d'autant plus qu'en face de résultats négatifs, on est toujours à même de pratiquer ulté-
rieurement une désarticulation de l'épaule.

OBSERVATIONS

Observation I

(Clinique de M. le professeur Poncet.)

Ostéomyélite tuberculeuse.

Clarisse B..., trente-huit ans, n'offre rien de spécial dans ses antécédents et jouit d'une bonne santé jusqu'au début de 1901. A cette époque, elle se traumatisa assez fortement le coude gauche et, depuis lors, ses mouvements ont toujours été gênés et un peu douloureux.

Vers le milieu de 1902, l'affection prend une allure plus aiguë; la douleur augmente, les mouvements se limitent et l'avant-bras se met en flexion à angle obtus sur le bras.

En octobre de la même année, ouverture sur le côté interne de l'épitrochlée d'une fistule qui suinte abondamment; une tuméfaction se montre dans la paume de la main gauche, l'annulaire se met en flexion sur la main.

Premier séjour. — C'est dans cet état qu'elle se présente à l'hôpital.

L'état général est assez satisfaisant. La malade ne tousse pas; mais elle avoue avoir craché du sang à deux ou trois reprises dans les derniers mois. L'auscultation des sommets révèle une respiration un peu rude. Le coude est très déformé, globuleux, augmenté dans tous ses diamètres. Sur le bord interne, près de l'épitrochlée, fistule d'où coule un pus grumeleux. Tuméfaction fongueuse très marquée en arrière. L'olécrane n'est plus perceptible au milieu de l'empâtement des gouttières épitrochléennes et épicondyliennes.

La pression n'est pas douloureuse à distance : par contre, au niveau du bord interne de l'extrémité supérieure du cubitus, à la partie inférieure de la grande cavité sigmoïde et de l'olécrâne, le contact appuyé est douloureux.

Les mouvements volontaires n'existent pour ainsi dire pas. Tous les muscles sont contracturés. La pronation et la supination se font bien, la supination forcée est douloureuse; la flexion ne peut dépasser l'angle droit ; l'extension est presque complète. Mais la malade essaye de s'opposer à tous les mouvements qu'on imprime au bras.

Pas de ganglions dans l'aisselle; on ne sent pas dans la masse fongueuse le ganglion épitrochléen.

Première intervention. — Résection du coude (Delore). Incision en baïonnette et contre-ouverture interne. Tous les culs-de-sacs synoviaux sont envahis par des fongosités qui sont enlevées minutieusement. On constate quelques très légères lésions d'ostéite sur l'humérus, au niveau de la fossette coronoïdienne au-devant de laquelle se trouve un abcès. La partie interne de l'olécrâne et la tête du radius présentent également des lésions d'ostéite raréfiante. Résection sous-tubérale humérale. Décapitation de la tête radiale. Ablation sous-coronoïdienne de l'olécrâne. Drainage. Pansement à plat.

Cette intervention a lieu le 13 janvier 1903.

25 janvier. — La malade présente des phénomènes méningés : céphalée, constipation tenace, photophobie. Délire actif nécessitant la camisole. A l'ophtalmoscope, pas de granulations choroïdiennes, rien à la papille. Ces phénomènes ne tardent pas à s'amender, et le 1er février ils ont disparu. Dès lors, amélioration rapide de la plaie.

27 février. — La malade sort de l'hôpital avec un plâtre en demi-flexion.

Deuxième séjour. — La malade rentre dans le service

le 15 avril 1903. Elle est venue se faire panser régulièrement tous les huit jours. Actuellement, les bords de la
plaie en bonne voie de cicatrisation sont violacés et tumé-
fiés. On suppose qu'il existe un point caséeux.

Deuxième intervention. — Incision médiane postérieure.
Ablation d'un séquestre libre, à la partie inférieure de l'humérus.

14 juillet. — La malade quitte à nouveau l'hôpital, avec
un appareil. Elle ne souffre plus ; la plaie se cicatrice ; les
mouvements se font bien.

Troisième séjour. — La malade rentre à l'hôpital le
27 novembre 1903.

Depuis sa sortie, la fistule postérieure a toujours donné
un peu de pus.

Son impotence musculaire est toujours absolue. De plus,
l'humérus est douloureux, surtout au niveau de l'extrémité
inférieure, où existe un point plus douloureux que les
autres. A la face externe, la pression réveille également
une douleur exquise. Tout le tiers inférieur de l'os est sensible comme lorsqu'on se trouve en présence d'ostéites
névralgiques. L'état général est bon.

Troisième intervention. — 5 décembre 1903. — Delore
fait l'ablation d'environ 3 centimètres d'humérus complètement infiltré par la tuberculose. Pansement à plat dans
une gouttière.

En janvier 1904, la malade souffre du genou ; elle
éprouve de véritables poussées fluxionnaires à caractère
rhumatismal. La cryogénine donnée à la dose de 1 gramme
à 1 gr. 50 soulage très nettement la malade lorsqu'elle
éprouve ces douleurs articulaires ou osseuses. Pointes de
feu sur le genou.

En mars, l'état général n'est pas mauvais ; la cryogénine
n'a pas fait disparaître les douleurs ; mais elle agit toujours
activement contre elles.

Quatrième intervention. — 6 mai 1904. — Les douleurs
persistent et la fistule postérieure donne beaucoup de pus.

En avant, sous la masse musculaire insérée à l'épicondyle, on perçoit un abcès.

M. Delore incise au niveau de la fistule et enlève à la pince-gouge un point osseux infiltré. Il met un drain traversant d'arrière en avant par les deux orifices fistuleux préexistants.

Comme pour la première opération, la malade présente des phénomènes méningés : céphalée excessivement violente avec un léger degré de photophobie. La température est de 40 degrés; quelques rares vomissements. De plus, il est apparu à la racine du bras et sur l'épaule un érythème avec de petites nodosités cutanées ressemblant à un érythème polymorphe avec érythème noueux. L'apparition de l'érythème n'a pas coïncidé avec celle de la température.

La céphalée ne dure que deux jours. La température tombe graduellement; l'érythème diminue peu à peu.

22 juin. — La malade souffre toujours beaucoup; il sort beaucoup de pus et de fongosités. La douleur est surtout marquée à la partie inférieure du bras qui est très empâtée.

Cinquième intervention. — Incision postérieure médiane et verticale. L'humérus est décollé sur une grande étendue et infiltré. Résection jusqu'à la gouttière radiale de l'extrémité inférieure humérale, 7 centimètres environ. Pansement à plat et mise en plâtre.

La partie réséquée, coupée suivant l'axe vertical de l'os, montre dans la moelle une infiltration grise par places. On retrouve sur le moignon osseux un foyer caséeux, autour duquel existe de l'ostéite condensante et il y a un énorme épaississement du périoste.

La malade n'a pas eu de température après l'opération, ni de complications méningées.

12 juillet. — La malade quitte le service; la suppuration continue. La malade vient se faire panser régulièrement deux fois par semaine.

Quatrième séjour. — La malade revient dans le service le 15 septembre 1904.

Depuis sa dernière opération la malade a été soulagée pendant un mois environ ; puis les douleurs sont revenues de plus en plus violentes, intolérables le long du bras tout entier. A la palpation, on sent que le bras s'est ramassé autour de la portion humérale non réséquée dans la dernière opération. Il est diminué de longueur.

L'os s'est reformé en partie ; on trouve une extrémité inférieure humérale augmentée de volume, très élargie, comme s'il existait de nouveaux condyles irréguliers. La palpation est excessivement douloureuse ; la douleur remonte jusqu'à l'épaule.

Sixième intervention. — Devant cet état, Delore intervient à nouveau, 5 à 6 centimètres d'humérus sont enlevés, la résection est extra-périostée. Il ne reste plus que la partie supérieure de l'os. Immobilisation de l'épaule et du bras dans un plâtre, après tamponnement avec des mèches iodoformées.

L'extrémité réséquée est coiffée d'une coque osseuse de nouvelle formation, hérissée d'ostéophytes. Cette coque entoure une petite cavité centrale périmédullaire remplie de fongosités purulentes. Il existe là un petit abcès osseux d'origine tuberculeuse. La pièce est conservée.

Les symptômes douloureux s'amendent à la suite de cette intervention : mais cette accalmie est de courte durée et les douleurs reviennent aussi violentes qu'auparavant. La malade réclame elle-même la désarticulation de l'épaule. La cicatrisation s'effectue régulièrement ; mais à la palpation, l'humérus tout entier est douloureux. La portion inférieure de ce qui reste de cet os a augmenté de volume par une nouvelle ossification périostique. Ce point est le siège de douleurs lancinantes.

En présence de ces symptômes et des points de médullite osseuse trouvés à la dernière intervention, on propose à la malade l'ablation totale de l'humérus.

Septième intervention. — 25 octobre 1904. — Incision cutanée de la résection de l'épaule. On arrive sur la tête humérale que l'on rugine de ses insertions musculaires. La tête étant tirée par une pince, on enlève l'os de haut en bas, et on peut ainsi le libérer et l'extraire sans conserver le périoste. Il reste encore quelques formations nouvelles d'os périostique que l'on enlève par l'incision de la précédente opération, par cequ'elles étaient douloureuses et atteintes d'ostéite.

Guérie complètement la malade sort le 16 mars 1905 du service. Voici comment elle se présente. Quand elle est debout, le bras pend inerte le long du corps ; l'avant-bras en demi-flexion sur le bras, et dans une position intermédiaire entre la pronation et la supination. Le bras gauche est plus court que le droit. Cette immobilité et ce raccourcissement sont très visibles à première vue.

L'épaule gauche est un peu surélevée. Les muscles de l'épaule quelque peu atrophiés. La saillie musculaire du deltoïde fait défaut ; l'épaule paraît « taillée en coup de hache ». Elle paraît plus petite que l'autre.

Le bras porte la trace de nombreuses cicatrices siégeant aux points suivants : sillon interdeltoïdo-pectoral, côté postéro-externe du bras et pli du coude. Néanmoins, le bras conserve une forme arrondie. Il ne semble pas y avoir d'atrophie musculaire. Pas de troubles cutanés. Le bras est déformable à volonté. On peut le tordre sur lui-même, le rejeter par-dessus l'épaule (fig. 2). Pas de troubles sensitifs.

A l'avant-bras, une légère atrophie des muscles ; à la main, atrophie plus marquée des muscles, surtout au niveau de l'éminence thénar. Trace d'une ancienne synovite fongueuse au niveau du creux de la main.

Au point de vue fonctionnel, les mouvements actifs du bras sont en grande partie perdus. La malade ne peut par elle-même porter son bras ni en avant, ni en arrière, ni en dehors. Lorsque la malade veut soulever le bras, elle contracte énergiquement les muscles du bras. Celui-ci se raccourcit et devient globuleux. Le raccourcissement est de

8 centimètres. A ce moment, le bras est énorme et mesure
3o centimètres de circonférence à sa partie moyenne. L'é-
paule se soulève, aidant ainsi à l'élévation du membre et, la
malade se fléchit sur son côté droit. Prenant point d'appui,
sur la masse musculaire rigide du bras, l'avant-bras se fléchit un peu sur le bras, sans atteindre l'angle droit.
La main se fléchit sur l'avant-bras. La malade arrive ainsi
à porter la main à la hauteur de l'estomac. C'est là le
maximum de mouvement que la malade peut faire. La malade peut se servir utilement de son bras; toutefois l'effort doit porter suivant une ligne passant par l'axe du
membre. Elle peut porter un seau, etc.

La main a conservé toute sa valeur fonctionnelle, et la
malade peut effectuer des travaux compliqués comme la
couture. Elle s'en sert également dans de nombreux travaux; mais elle est auparavant obligée de fixer son avant-
bras sur une table, etc. La pression de la main est presque
aussi forte à gauche qu'à droite.

La malade porte un appareil composé :

1e D'une épaulette fixée par un bandage de corps;

2° De deux brassières enserrant, l'une le bras, l'autre
l'avant-bras;

3° Ces trois parties constitutives sont réunies par des
tiges rigides présentant deux articulations, une au niveau
de l'épaule, l'autre au niveau du coude.

Cet appareil ne semble pas modifier l'état fonctionnel du
bras de la malade. Mais il sert surtout à le soutenir. Le
bras se fatigue moins. Sans appareil, cette fatigue du bras
apparaît vite et elle est très pénible. Elle est dû, sans
doute, à un état de contracture prolongé des muscles du
bras. Cet état, lui-même, paraît être d'origine réflexe, pro-
venant du tiraillement du plexus brachial lorsque le bras
pend sans soutien.

En résumé, les mouvements du bras sont presque nuls;
les mouvements de la main seuls sont conservés et celle-ci
rend d'utiles services à la malade.

La dernière intervention ne remonte qu'à cinq mois. Il est permis d'attendre encore quelque amélioration dans le fonctionnement du membre supérieur.

Observation II (James B. Cutter).

(James B. Cutter, *American Journal of medical sciences*, 1886, p. 139-142.)

Ablation de l'humérus entier et des têtes du radius et du cubitus.

J. C..., est blessé d'une balle à l'épaule gauche le 27 novembre 1863. La balle traverse l'épaule, fracturant la tête et le col huméral que l'on enlève par une opération faite trois jours après la blessure. Incision longitudinale devant le deltoïde, à travers le biceps, suffisante pour l'ablation de 3 pouces de diaphyse. Dix jours après l'opération, abcès au coude. On l'ouvre, il en sort une grande quantité de pus. Le 29 avril, l'opéré entre à l'hôpital de Newark ; l'ouverture de l'abcès persiste encore. D'autres orifices existaient au bras, et leur exploration révélaient une nécrose totale de la diaphyse et du coude.

21 juillet 1864. — Ablation de l'humérus. Continuation de l'incision de la première opération jusqu'à l'avant-bras : on enlève l'os ainsi que quelques lésions peu étendues des parties voisines. Pas de ligature, l'eau froide suffit à arrêter l'hémorragie. La tubérosité du radius est laissée en place avec l'insertion du biceps. Suture au fil d'argent des lèvres de la plaie. Des attelles maintiennent le membre fléchi à angle droit. Réunion *per primam* dans presque toute la longueur de la plaie. Trois mois après l'opération, guérison complète, le malade peut se lever. Les muscles carpiens, métacarpiens, digitaux, sont soumis à la volonté et se contractent puissamment pour saisir, tenir, pousser, bien

qu'il y ait une légère parésie de l'*extensor carpi digitorum*. Le bras, l'avant-bras, la main, reprennent de la force tous les jours. Le biceps et le deltoïde se contractent fortement, mais en zigzag, par manque de point d'appui; le bras en totalité et la main sont un peu atrophiés. Le bras est raccourci de 1 pouce et demi, très flexible et ingouvernable.

Prothèse et résultats. L'appareil de Cutter fut construit par le Dr Hudson qui le décrit ainsi :

1° Une pièce scapulaire adaptée à l'épaule avec un processus acromial artificiel pour servir de point d'appui ;

2° Une enveloppe humérale un peu spiroïde, en bois et en cuir pour fixer et bien entourer le bras, maintenir les muscles en place, et donner de la fixité à tout ce segment de membre ;

3° Une articulation arthrodiale oscillante pour unir les pièces humérale et scapulaire et permettre l'extension du bras ;

4° Une enveloppe aponévrotique pour l'avant-bras, s'étendant jusqu'à l'extrémité carpienne pour tasser les muscles et éviter leur déplacement lors de la flexion ;

5° Un coude ginglyme unissant les enveloppes humérale et cubitale et muni d'apophyses artificielles pour les tendons ;

6° Des bandes en caoutchouc attachées aux tendons et représentant les adducteurs et fléchisseurs brachiaux et pectoraux et destinées à amener le bras sur la poitrine et à fléchir l'avant-bras ;

7° Une représentation temporaire de l'*extensor carpi digitorum* pour faire équilibre aux fléchisseurs du poignet, de la main, des doigts, et pour rétablir la tonicité des extenseurs. »

Et Hudson, parlant de l'effet obtenu avec son appareil, dit : « Le bras et l'avant-bras sont soutenus, le bras oscille sur l'épaule, l'avant-bras se fléchit à volonté à angle droit sur le bras; le malade peut tenir des objets dans sa main, soulever un seau d'eau dans le sens vertical, pousser fortement dans le sens horizontal.

Avec de l'habitude, il regagnera un usage très étendu de son bras et sera une démonstration vivante de l'utilité et de l'à-propos de la résection comparée à l'amputation. »

Et ce pronostic optimiste devait se réaliser, puisque le 17 novembre 1865, seize mois après l'opération, le résultat fonctionnel s'améliorait de jour en jour; une fois la malade prit un fauteuil et le fit tourner en le maintenant à plus de 45 degrés presque à bras tendu.

Observation III (Langenbeck.)

(Langenbeck, In *Traité des résections d'Ollier*, Tome II, p. 175-178.)

P... de R..., sous-lieutenant, âgé de vingt ans et demi, est le 16 août 1870 blessé par un coup de feu qui fracture la diaphyse de l'humérus droit. La balle avait pénétré à peu près au niveau de l'insertion du deltoïde et elle était sortie à travers le triceps. Jusqu'au 24 août, on maintient le bras au moyen d'attelles en carton. Il survient à cette époque une tuméfaction considérable accompagnée de douleurs intenses, fièvre élevée.

26 août. — Le malade étant chloroformé, Langenbeck constate une fracture comminutive de l'humérus éparpillée en tous sens dans les parties molles. Il enlève sept esquilles représentant au moins 7 centimètres d'humérus. Le membre est entouré de coton et est fixé au tronc, l'avant-bras fléchi au moyen d'un bandage plâtré, fenêtré au niveau de la blessure.

Amélioration jusqu'au 10 septembre. Le 14, peut-être à la suite d'une faute de régime, survient un grand frisson.

Fièvre, plaie irritée et très mauvaise ; l'articulation scapulo-humérale est tuméfiée et suppure. La tête humérale est très mobile.

16 septembre. — On débride largement la plaie en haut. On extrait huit grandes esquilles libres dans les tissus. Incision depuis le bord antérieur de l'acromion jusqu'à la plaie. On écarte le tendon du biceps ; on enlève la tête humérale avec le bout restant de la diaphyse, en laissant les insertions des muscles scapulaires en connexion avec le périoste détaché. La tête humérale était intacte, sauf le cartilage diarthrodial très terne. On évalue la perte de longueur subie à 16 centimètres, y compris les esquilles osseuses antérieurement extraites. Amélioration rapide, suture par première intention, mais la fièvre réapparaît, et l'on constate une infiltration de la partie inférieure du bras. On incise quelques petits foyers purulents sans grands résultats.

En octobre, cet état se prolongeant, on transporte le malade à Berlin. L'humérus est en totalité nécrosé, baignant dans le pus ; le coude est envahi par la suppuration. Schonborn enlève le 8 novembre, ce qui reste de l'humérus, laissant le radius et le cubitus intacts, malgré la nécrose de leur cartilage articulaire. Il s'était formé autour de l'humérus nécrosé une mince couche osseuse qui fut extraite en même temps. Pansement très difficile au début, car le bras réduit à ses parties molles était trop flexible. Gouttière en fer-blanc, suppuration d'abord très abondante qui se tarit peu à peu. Régénération osseuse complète qui rend au membre sa consistance.

En août 1871, l'humérus est complètement régénéré sous forme d'un cylindre assez fort. Articulation du coude parfaitement reconstituée. La main et l'avant-bras peuvent exécuter tous les mouvements. Le patient se promène le bras dans une écharpe.

De novembre 1871 au printemps 1873, par suite de chutes répétées, il se produit quatre fractures successives de l'os

nouveau siégeant : au-dessus du coude, au milieu de l'humérus, à la partie inférieure du tiers supérieur, au-dessous
de la tête. Immobilisation dans un appareil plâtré.

En mars 1873, six semaines après l'enlèvement du dernier
appareil, on remarque que le bras droit paraît plus petit ;
l'omoplate droite est atrophiée dans toutes ses dimensions.
L'avant-bras et la main du même côté sembleraient, au
contraire, un peu plus développés que ceux du côté gauche.
Le bras droit mesuré de l'acromion au condyle externe est
de 4 centimètres plus court que le gauche, et ses muscles
sont un peu plus faibles. Le nouvel os est un peu plus
mince et laisse sentir aux quatre endroits fracturés autant
d'exostoses. La voûte de l'épaule existe, le deltoïde est rela-
tivement bien développé. L'humérus de nouvelle formation,
se termine par une tête volumineuse qui forme dans les
mouvements habituels du bras une articulation parfaitement lisse avec la cavité glénoïde. La mobilité active du bras
en avant et en arrière est assez étendue.

Le patient porte la main à sa bouche, sur le dos, s'en sert
pour manger, mettre sa cravate, etc.

L'élévation active des bras en dehors est très restreinte et
n'est même pas possible sans le concours de l'omoplate. Si
l'on fixe ce dernier os, on peut soulever passivement le
bras presque horizontalement en dehors et verticalement en
avant et, mettre la main sur la tête. Il est évident que,
faute d'exercices, la surface articulaire de la nouvelle tête
humérale n'a pu se développer que défectueusement car,
tandis que les mouvements en avant et en arrière se font
très bien, on sent un frottement des surfaces rugueuses
lorsqu'on exagère les mouvements passifs d'élévation.
Quant aux mouvements actifs de l'articulation, ils sont
normaux et très vigoureux. Le malade fléchit l'avant-bras
lentement et sûrement en soulevant une chaîne. L'avant-
bras est en demi-pronation ; le mouvement de supination
est impossible parce que le malade ne s'y est jamais exercé.
Les doigts de la main droite exécutent les mouvements les

plus délicats comme les plus vigoureux. Le malade écrit sans fatigue, joue remarquablement bien au billard et la pression de la main peut devenir forte.

En novembre 1873, même état. Bras plus fort, les mouvements de l'épaule s'éxécutent plus facilement.

Au mois d'avril 1874, enfin, le sujet espérait rentrer au régiment.

A côté du panégyrique de Langenbeck, le rapport officiel de Bucchholtz chargé d'examiner l'état de R... est toutefois moins élogieux.

L'inspection du corps fait découvrir immédiatement l'état anormal de l'épaule et du membre supérieur droits. L'épaule droite est un peu plus haute que la gauche. Elle a perdu sa forme normale. Elle n'est pas ronde, mais aplatie d'avant en arrière, et pointue; la peau présente de nombreuses cicatrices. Un examen attentif de l'os du bras et de ses articulations fait voir les modifications suivantes : la partie postérieure et inférieure de l'acromion manque; la pointe est conservée et proéminente. L'apophyse coracoïde ne se retrouve pas ; au niveau de la cavité glénoïdale, on sent une masse osseuse irrégulière qui s'articule avec l'apophyse coracoïde déformée et jouit d'une faible mobilité sur le reste de l'acromion. La distance de la pointe de l'acromion à l'olécrâne est de 25 centimètres du côté opéré et de 33 centimètres du côté sain. Les os de l'avant-bras sont à peu près intacts.

La musculature de l'articulation de l'épaule et du bras est fortement atrophiée.

Circonférence du membre, à droite du côté opéré : 20 centimètres, au milieu du bras à gauche 28. La musculature de l'avant-bras et de la main semble aussi être plus faible du côté opéré que du côté sain.

Peau de coloration foncée donnant au toucher une sensation de froid. Sensibilité et réaction électrique considerablement diminués.

Main froide et humide ne pouvant exercer qu'une faible

pression. Mouvements actifs impossibles, mouvements passifs possibles, dans une certaine mesure ; si on cherche à en augmenter l'étendue, ils sont douloureux. Les mouvements de l'articulation du coude sont assez libres, mais l'avant-bras est toujours en pronation. La supination est impossible, même passivement.

Observation IV (Güterbock).

*(Archiv. fur klin. Chirurgie XIV, 1872,
Güterbock. Ueber totalnekrosen langen Röhren Knoschen).*

Extirpation totale d'un humérus chez un adulte. — Guérison avec régénération partielle. — Mort dix-neuf mois après l'opération avec dégénérescence amyloïde des viscères. — Autopsie.

Tailleur, vingt-neuf ans, a, six mois avant son entrée à l'hôpital de Béthanie, commencé à souffrir au côté gauche d'une périostite aiguë dite rhumatismale. Nécrose totale de l'humérus. Sur toute la surface antérieure et postérieure du bras se trouvaient un grand nombre d'orifices fistuleux qui conduisaient sur l'os dénudé, et donnaient chaque fois issue à une quantité notable de pus. Etat général précaire.

Grande incision à la partie antérieure du bras, le long du bord interne du biceps. Le manche du scapel suffit pour détacher le périoste, encore par endroits faiblement adhérent, mais en plus grande partie décollé par la suppuration sur presque toute la circonférence de l'os. L'humérus est scié en son milieu.

La partie inférieure saisie avec le davier à résection, est extraite avec son extrémité articulaire inférieure hors de la capsule déjà relâchée. En haut, la nécrose s'étend si près de la tête articulaire qu'il n'est pas possible de conserver celle-ci comme on l'espérait d'abord.

On l'enlève par une incision prolongeant l'incision pri-
mitive, en respectant la longue portion du biceps. Hémorragie très modérée. On place le membre dans une gouttière en fer-blanc. Réaction très minime. Plaie détergée
au vingtième jour et couverte de granulations vigou-
reuses.

A la huitième semaine, on sent déjà une corde dure au
milieu du bras. A la douzième semaine, la plaie étant
entièrement couverte de granulations, apparaissent subite-
ment des symptômes d'hydropisie : œdème de la face,
léger gonflement des pieds et du scrotum. En même temps,
l'urine émise en vingt-quatre heures diminue et contient
une notable quantité d'albumine. Par l'emploi des diuréti-
ques, l'œdème disparaît pendant quelque temps. La plaie
se cicatrise à peu près complètement dans la vingtième
semaine, mais l'albumine persiste et, après quelque temps,
l'anasarque reparaît. Enfin, ascite, hydarthrose, mort dix-
neuf mois après l'opération.

Autopsie. — Vingt-quatre heures après la mort, à l'autopsie, on trouve, à la place de l'humérus extirpé, portant
un tissu solide, dense, fibreux et seulement en quelques
points isolés de l'os néoformé. Les muscles du bras se fixent
solidement à cette corde fibreuse; ils ont subi une dégénérescence partielle.

Epanchement séreux dans la plèvre et dans le péritoine.
Le foie, la rate, les reins sont amyloïdes.

Observation V (Nedopil).

(Nedopil. *Archiv. fur klin. Chirurgie,* 1877, p. 854-859.)

J. J..., douze ans, vigoureux, habituellement en bonne
santé. C'est dix jours avant son entrée à l'hôpital qu'il
commence a être malade. Après un dur travail aux champs,
il se produit un gonflement du coude droit accompagné de

violentes douleurs. L'état empire les jours suivants et le malade entre à l'hôpital le 29 août 1876. On trouve à l'examen un gonflement notable de la région, gonflement qui en bas s'étend jusqu'au milieu de l'avant-bras et en haut remonte jusqu'au tiers supérieur de l'humérus. Peau rouge et chaude. Températuree 39°5.

Le lendemain, on perçoit de la fluctuation en dedans de l'olécrâne. On pratique une incision par laquelle s'écoule en abondance un pus sanguinolent. Drainage. Pansement humide. Le 1er septembre, incision au niveau du condyle externe. On peut avec le doigt introduit profondément entre les muscles, sentir l'humérus qui ne semble pas encore dénudé. La sonde s'engage entre les surfaces articulaires du coude. Amélioration apparente, absence de phénomènes septicémiques. Chute de la température, mais l'affection en se prolongeant menace le malade d'épuisement. L'état général ne s'améliore pas. Les incisions se fistulisent, d'autres orifices se forment, la sonde tombe partout sur des os dénudés et friables, ou sur des surfaces articulaires rugueuses dépouillées de cartilage. Le bras semble notablement épaissi jusqu'à l'épaule qui est intacte.

On tente la résection de l'articulation du coude où existent des mouvements de latéralité. Hémostase au moyen de la bande d'Esmarch. Les insertions musculaires et le périoste se laissent facilement détacher. Le condyle et la trochlée humérale sont cassés ; on en scie 3 centimètres. On résèque 1 centimètre des os de l'avant-bras au-dessous de la surface rugueuse de la tête du radius. On enlève à la cuiller tranchante les fongosités de la capsule, on nettoie les tissus lardacés à la pince et aux ciseaux. on lave la plaie avec du chlorure de zinc au 1/20. La bande d'Esmarch est retirée; les vaisseaux qui saignent sont liés au catgut, mais le suintement des parties molles et des os est tel qu'on se décide à bourrer la cavité avec de l'amadou phéniqué. Pansement de Lister.

Au bout de vingt-quatre heures on enlève l'amadou, ce

qui ne laisse pas de présenter quelques difficultés à cause
d'une matière épaisse qui remplit la plaie.

Réunion rapide ; après quatre semaines il ne reste que
les ouvertures des drains. Cautérisation au nitrate d'argent. On fait exécuter au membre quelques mouvements
passifs.

Cependant, la diaphyse humérale est loin de présenter
un aspect satisfaisant. Partout il se forme de nouveaux
infiltrats qui s'ouvrent spontanément ou sont ouverts par
le chirurgien. Des masses de granulations font hernie par
les fistules qui conduisent à des parties carriées.

Par une fistule située au niveau de la gouttière bicipitale
externe, on arrive profondément sur la tête humérale dont
le tissu est ramolli. Les parties molles voisines de l'articulation s'infiltrent bientôt, se tuméfient ; mais l'articulation
elle-même semble intacte. Les mouvements sont faciles
et indolores. L'état général s'est amélioré depuis la résection du coude, mais est encore loin d'être satisfaisant. Le
malade présente un aspect un peu cachectique et l'élimina-
tion des os malades s'impose. Le 25 janvier 1877, ablation
de l'os entier. Billroth fait l'incision habituelle. Le tendon
de la longue portion du biceps est épargné et la capsule
séparée des tubérosités par des incisions arquées. En pour-
suivant l'opération on voit qu'en bas le mal est sans limites
précises ; l'incision est prolongée dans le sillon bicipital
externe jusqu'au tiers inférieur du bras. Partout décollement facile des insertions musculaires et du périoste. La
partie inférieure de l'os, également épaissie et noueuse,
et la surface de section se laissent facilement détacher des
parties molles voisines, de telle sorte que l'humérus tout
entier apparaît bientôt et se laisse extraire sans difficulté.
Bourrage de la plaie avec des éponges trempées dans de
l'acide phénique à 3 pour 100. Pansement de Lister et com-
pression. Gouttière de la résection de l'épaule. L'os enlevé
est malade sur toute sa longueur. On y voit des anfrac-
tuosités à contenu caséeux, des séquestres isolées dans des

cavités suppurantes, etc., vingt-quatre heures après, drainages, sutures, quinze points environ.

Dix jours après l'opération, le malade se lève. Le fond de la plaie s'est réunie *per primam*, mais superficiellement les bords de la plaie restent écartés d'un 1/2 centimètre. La suppuration va en diminuant. Au bout de trois semaines cautérisation au nitrate d'argent; les drains sont enlevés. Deux mois après l'opération la cicatrisation est complète.

Le bras ne paraît pas raccourci. Il n'existe aucune trace de régénération de l'humérus bien que tout le périoste ait été conservé. Six mois après on ne constate aucun changement. L'avant-bras semble suspendu à l'épaule par une outre molle. Dans les efforts que fait l'opéré pour fixer le bras pour le remuer ou l'élever, les muscles du bras se contractent d'une façon variée et le bras ne présente plus alors que la moitié de sa longueur normale. Les muscles biceps, triceps et deltoïde sont très atrophiés. Dans les plus grands efforts qui mettent en jeu la musculature de l'omoplate, il est possible d'élever le bras à 120 degrés, mais l'avant-bras pend inerte. Quand l'avant-bras est en flexion et que, par une traction modérée, on maintient la longueur du bras, les mouvements de la main s'exécutent avec assez de facilité et le malade peut porter la main à sa bouche.

Appareil prothétique. — L'appareil se compose essentiellement d'une gouttière d'acier fixée sur la face externe du bras par une large courroie et dont la partie supérieure terminée en tête arrondie dépassait un peu le niveau de l'épaule. Par l'intermédiaire d'une articulation à boucle, cette tête s'engageait dans la glêne d'une pièce en forme d'épaulette fixée sur l'acromion par une ceinture thoracique Sur le côté interne du bras est placée une gouttière plus courte qui s'articule d'une façon analogue avec l'avant-bras au moyen de gouttières latérales. L'articulation à charnière du coude peut être fixée à angle droit. L'appareil rend possible tous les mouvements normaux, mais seulement dans une mesure restreinte. Le malade peut notoirement élever le bras assez haut en avant. Dans l'articulation du coude de l'appareil se trouve fixé un ressort qui entre en jeu aussitôt que l'opéré, par un mouvement de projection, amène l'avant-bras à un angle un peu aigu. Si l'avant-bras est fixé dans cette position, la main peut se fléchir énergiquement, écrire, faire des tractions. Les muscles de l'avant-bras ne sont pas atrophiés.

OBSERVATION VI (Sexton).

(Sexton, *Medical and Surgical Reporter*,
Philadelphia, 1890, p. 367-369).

Un cas de résection totale de l'humérus.

T... M..., dix ans, en tombant sur la glace se blesse à l'épaule et au côté droit, février 1888. Des phénomènes douloureux, puis du gonflement apparaissent. On ouvre un abcès qui pointe juste au-dessous de l'insertion deltoïdienne. Le malade est soulagé, mais des fistules se forment partant de l'os nécrosé. Les tissus de la moitié supérieure du bras sont infiltrés. L'os au tiers moyen semble élargi comme s'il y avait un col (15 juin). A cause du mauvais état général et de la température qui est très élevée on se borne à inciser et à drainer la jointure et le malade est soumis à un traitement général. Vers le 1er octobre apparaissent des secousses et des mouvements dans la main et dans le bras, mouvements involontaires et douloureux qui deviennent de plus en plus violents et s'étendent à tout le reste du corps. Au 29 octobre, la chorée est totale. L'état général déclinant rapidement, on se décide à intervenir. On pense exciser la tête et la portion incisée de la diaphyse, espérant sauver au moins le tiers inférieur de l'humérus. Incision longue de 6 pouces partant du sommet de l'acromion et se dirigeant directement en bas. On isole les tissus de l'os et on fait saillir la tête par l'incision. La capsule est trop dense pour être coupée aux ciseaux et cette partie de la dissection doit se faire au bistouri et au ciseau à froid. Juste au-dessous du milieu de la diaphyse l'os paraît sain. On sectionne l'humérus à la scie, mais l'examen de la moelle et des canaux de Havers montrent qu'il est malade. L'incision est prolongée jusqu'au condyle ulnaire. L'articulation du coude est ouverte et l'os entier est excisé.

Drainage, pansement ; le bras est placé dans une écharpe. Les mouvements choréiques disparaissent pendant le sommeil chloroformique et ne reparaissent que trois heures après le réveil, mais ils sont moins violents et la douleur a disparu. Le malade peut parler. Par suite d'erreur, la liqueur de Fowler est donnée à trop petite dose pour amener un résultat. Au bout de dix jours la chorée a disparu et, après un mois, le sujet commence à se servir de son bras.

8 février 1889. — Santé générale parfaite. pas de chorée.

Réunion parfaite de toute la plaie. Pas de signe de régénération osseuse. Du sommet de l'acromion à l'olécrâne, le bras droit, qui a été le membre opéré, mesure 6 pouces ; le bras gauche 8 pouces. La circonférence du bras est plus grande du côté opéré que du côté sain. Les mouvements des doigts sont parfaits. La préhension est forte, mais pas autant que du côté gauche. Avec sa main droite, l'opéré peut soulever un poids respectable, s'habiller. Il n'existe pas d'atrophie musculaire, bien que les muscles n'aient pas été exercés. Le malade tient son bras en position naturelle, il n'a aucunement l'air d'être estropié.

OBSERVATION VII

(Polaillon, *Bulletin de l'Académie de médecine*,
19 mars 1899, 3ᵉ année, t. XXI, p. 378.)

Ablation totale de l'humérus pour une ostéomyélite.

J'ai l'honneur de présenter à l'Académie un homme chez

lequel j'ai enlevé tout l'humérus gauche pour une ostéomyélite datant de trente ans. Cet homme, nommé E. B...,
est actuellement âgé de cinquante ans. Pendant la bataille
de Solférino, le 24 juin 1859, une balle lui fractura l'extrémité supérieure de l'humérus. On fit immédiatement l'extraction de dix-neuf fragments osseux et on immobilisa le
bras dans un appareil en carton moulé. Au bout d'un an, la
plaie n'étant pas encore cicatrisée, on fit encore, à l'hôpital
Lariboisière, l'extraction de sept esquilles. Dès lors, la
cicatrisation eut lieu complètement et le malade put se
servir de son membre.

Il y a douze ans environ, un abcès se forma à la partie
moyenne du bras. Il fut ouvert et il guérit. Quatre ans plus
tard autre abcès volumineux dans la même région. Cette
nouvelle poussée d'inflammation suppurative s'accompagna
de phénomènes généraux très graves qui obligèrent le malade à garder le lit pendant deux mois. On constata que
l'humérus était nécrosé et on conseilla une opération qui
ne fut pas acceptée. Depuis cette époque, le malade eut
plusieurs poussées de suppuration. Des fistules se formaient,
puis se guérissaient et, après une période de calme, les
accidents se renouvelaient. Le 13 janvier 1888 le malade
eut une poussée plus violente qu'à l'ordinaire et fut obligé
d'entrer à la Piété dans mon service, salle Broca, n° 14.
Outre la fièvre et les phénomènes généraux qui caracté-
risent la septicémie, je constatai une tuméfaction considérable de tout le membre supérieur gauche et une vaste col-
lection purulente qui occupait tout le bras et fusait sous le
grand pectoral.

Les articulations du coude et de l'épaule n'étaient pas
envahies. L'ouverture très large de cet abcès donna issue à
un pus extrêmement fétide. Le tiers moyen de l'humérus
baignait dans le pus ; son tiers supérieur était tuméfié et
irrégulier.

Une ablation de l'os malade s'imposait, mais je dus retarder
l'opération en raison du mauvais état général du sujet.

J'avais affaire à un homme emphysémateux, en proie à une septicémie grave avec diminution de la quantité des urines, 200 à 300 gr. en 24 heures) et albuminurie considérable.

Sous l'influence de lavages antiseptiques abondants, la fièvre tomba. Puis après quelques jours de régime lacté, les urines redevinrent abondantes et l'albumine disparut. Peu à peu la santé redevint satisfaisante.

Le 27 mars, un accident hâta l'intervention chirurgicale.

B..., en faisant un léger effort pour prendre un bougeoir sur la table de nuit, sentit un craquement dans le bras gauche et, aussitôt le membre devint impuissant. Une fracture spontanée de l'humérus névrosé venait de se produire vers le tiers inférieur du bras.

Le 7 avril, une longue incision ayant été pratiquée sur la face externe du bras, depuis l'acromion jusqu'au foyer de la fracture, je décollai le périoste dans les points où il adhérait encore à l'os, puis je désarticulai la tête humérale. Les deux tiers supérieurs de l'humérus furent ainsi enlevés.

L'extrémité supérieure du fragment inférieur, qui paraissait saine, fut ensuite réséquée.

Mais des germes d'ostéomyélite étaient restés dans le fragment inférieur, et produisirent plus tard de nouveaux abcès à la partie inférieure du bras.

Le 13 décembre, il fallut enlever ce qui restait de l'humérus en désarticulant le coude.

Je mets sous les yeux de l'Académie ces deux fragments osseux qui représentent la totalité de l'humérus avec les deux extrémités articulaires.

Depuis cette époque, le malade est complètement guéri. Il n'y a aucun vestige de reproduction osseuse, ce qui n'a rien d'étonnant chez un homme de cinquante ans. Le bras est raccourci, sans consistance, et la contraction musculaire n'a pour effet que de le raccourcir encore. Mais quand on lui redonne de la rigidité en le fixant avec un tuteur ou un brassard, les mouvements de l'épaule et surtout du coude redeviennent possibles. L'opéré a conservé toutes les fonctions de l'avant-bras et de la main.

En résumé, pour l'évolution de la maladie :

Un coup de feu à l'humérus détermine une ostéomyélite partielle qui, au bout d'un an, guérit ou plutôt cesse de se manifester par des troubles morbides. Pendant dix-sept ans, les germes de l'ostéomyélite restent à l'état latent, et l'on peut croire le blessé guéri. Après cette longue période de torpeur, réveil brusque de l'ostéomyélite qui se généralise dans toute la longueur de l'os, produit pendant douze ans des poussées inflammatoires intermittentes et, en définitive, nécessite l'ablation de l'os envahi.

Même Observation (Guinard).

(Guinard, *Soc. de chirurgie*, séance du 6 juin 1900, in *Bulletin* et *Mémoire de la Soc. de chirurgie de Paris*, 1900, t. I, p. 652.)

Il s'agit d'un malade de soixante et un ans, opéré il y a douze ans. par M. Polaillon (résection totale de l'humérus gauche). Il m'a paru intéressant de montrer ce que peuvent être les fonctions d'un membre privé d'humérus.

Comme on peut le voir, cet homme, qui est employé à la ville, est vigoureux et bien musclé. Il contracte violemment ses muscles du bras et, l'avant-bras peut alors prendre un appui suffisamment solide sur les muscles raccourcis.

La rigidité musculaire, par contraction des muscles, remplace la rigidité osseuse. Quand le malade veut se servir de son avant-bras, il contracte les muscles du bras, et ce bras se raccourcit comme un accordéon ouvert qu'on ferme. Il diminue environ de la moitié de sa longueur.

Ce qu'il y a de frappant, c'est que le malade se sert, en somme, de son bras d'une façon tout à fait inattendue, et il a assurément beaucoup gagné à ce qu'on ne lui fasse pas une résection de l'épaule. Je voulais attirer l'attention de la Société sur l'heureux résultat fonctionnel obtenu.

Même Observation (Guinard et Gardner).

(Guinard et Gardner, *Revue d'orthopédie*, 1ᵉʳ mars 1901,
p. 91-102.)

*Des résultats fonctionnels de la résection totale de l'humé-
rus non suivie de régénération osseuse.*

... Lorsque le malade se tient debout, les deux bras le
long du corps, on constate que :

1° L'épaule gauche et la saillie de l'omoplate semblent
plus élevées que du côté droit, la rondeur du moignon de
l'épaule n'existe plus : « C'est le moignon en épaulette ;

2° Le bras gauche ne semble pas arrondi, mais applati
d'avant en arrière. On y voit encore les reliefs musculaires.
Une large cicatrice existe sur la face antérieure depuis l'a-
cromion jusqu'à l'apophyse coracoïde du cubitus ;

3° L'avant-bras et la main tombent dans une position normale, intermédiaire à la pronation et la supination ;

4° Le membre, dans son ensemble, paraît un peu raccourci.
Le niveau auquel descendent les doigts étendus est d'environ 4 centimètres plus élevé que celui où atteignent les
doigts du côté sain.

Si on examine le malade de dos, on constate la même
différence de niveau entre les deux omoplates. En même
temps et probablement en raison de l'ascension de l'omoplate gauche, on constate une scoliose dorsale à convexité
gauche, dont la courbure est longue, douce et porte sur un
assez grand nombre de vertèbres. Il nous paraît vraisemblablement que cette courbure est une déformation secondaire, une courbure de compensation.

La radiographie nous démontre l'absence de tuteur osseux.
Sur l'épreuve positive nous voyons, à la place de l'os une
zone claire, limitée par une bande étroite plus foncée, marquée par la présence du périoste. Ce périoste est en plusieurs

endroits plissé sur lui-même par le fait de la contraction opérée par la tonicité musculaire.

Çà et là, à la face profonde du périoste, il y a des espaces noirs qui, sur les côtés de la gaine périostique, apparaissent comme des traits allongés. Sur les faces, ce sont des taches plus ou moins étendues.

Vraisemblablement, il s'agit là de réparations partielles, fruit d'une activité périostique amoindrie par l'âge.

Mais les mouvements possibles dans ce membre désossé constituent la partie la plus intéressante de l'observation.

Lorsque le sujet veut mouvoir son bras pour l'élever, il contracte d'abord les muscles agissant sur l'omoplate. Il élève cet os au maximum puis contracte violemment les muscles du bras. Le bras se raccourcit notablement, de près de moitié, et il devient dur et rigide. Cette rigidité musculaire, remplaçant la rigidité osseuse, fournit aux muscles de l'avant-bras un point d'appui qui leur permet de se contracter. B... peut ainsi mettre son avant-bras en flexion à angle moindre de 135 degrés. Pour le fléchir davantage, il est obligé de faire intervenir son bras droit qui soutient alors l'avant-bras gauche. Il ne pourrait pas sans cela exécuter des mouvements étendus. Mais si l'on vient à fixer le bras et l'allonger par une traction modérée et continue, la flexion de l'avant-bras peut être poussée plus loin. La pronation et la supination ne sont pas possibles spontanément. Cependant la main n'est aucunement atrophiée et sa force est en grande partie conservée, car le malade serre presque aussi bien avec sa main gauche qu'avec la droite et les doigts n'ont rien perdu de leur souplesse et de leur habileté. Mêmes dimensions en longueur et en circonférence que du côté sain.

Malgré la limitation assez grande des mouvements actifs exécutés par l'avant-bras sur le bras, le membre est très utile si le sujet prend un point d'appui sur le coude; il peut s'habiller, boutonner ses vêtements, rouler une cigarette, l'allumer, etc. Pour augmenter la solidité du point d'appui fournie par la contraction des muscles brachiaux, il se fait serrer la partie inférieure du bras avec une serviette nouée solidement.

Tels sont les mouvements obtenus par l'opéré de Polaillon.

OBSERVATION VIII (P. Delbet.)

(P. Delbet, *Bulletin de la Soc. de Chirurgie*, Séance du 6 juin 1900, p. 652.)

J'ai fait une résection de la totalité de l'humérus en une seule séance pour une ostéomyélite bipolaire extrêmement grave. J'ai réséqué non seulement la diaphyse mais encore les deux épiphyses.

L'opération faite chez un jeune sujet fut suivie de régénération osseuse : à la vérité, l'humérus ne s'est reproduit en totalité. Il s'est formé deux segments, l'un supérieur, l'autre inférieur qui ne se sont pas réunis. Le malade paraissait avoir une fracture ancienne, non consolidée, une pseudarthrose.

Je me suis borné à lui faire un appareil prothétique avec lequel il se sert parfaitement de son bras.

CONCLUSIONS

I. L'extirpation totale de l'humérus est une opération rationnelle et conservatrice.

II. Au point de vue opératoire, elle est sans danger. On peut enlever l'humérus sans léser aucune partie molle, en se servant du procédé à tunnel de Larghi, ou du procédé d'Ollier avec mise en sûreté préalable du nerf radial. On peut d'ailleurs employé tout procédé de nécessité, pourvu qu'il ménage la musculature et les troncs vasculaires et nerveux. Pour cette raison, il faut s'éloigner du côté interne du bras.

III. Il peut y avoir une régénération osseuse, très bonne chez les jeunes sujets. Elle est incomplète dans certains cas, et peut même manquer totalement.

IV. Les malades qui ont une régénération osseuse ont un fonctionnement satisfaisant du bras.

V. Ceux qui n'ont pas de régénération osseuse perdent en grande partie les fonctions du bras, mais *gardent intactes celles de la main.* Leur membre est très utile, *beaucoup plus qu'un appareil prothétique quelconque, après désarticulation de l'épaule.*

VI. On peut rémédier aux inconvénients de l'opération par des appareils prothétiques simples.

VII. Les indications de l'opération restent *exceptionnelles* : celle-ci peut être indiquée, rarement dans les cas de traumatisme et dans les ostéomyélites étendues ; quelquefois dans l'ostéomyélite tuberculeuse. Nous en rapportons un cas emprunté à la clinique de M. le professeur Poncet ; elle peut être indiquée dans des cas de néoplasmes bien limités à l'os.

VIII. Les lésions étendues des parties molles, et l'extention d'un néoplasme à ces mêmes parties la contre-indiquent.

IX. L'opération, toutes les fois qu'elle est possible, est supérieure à la désarticulation de l'épaule. Il y a donc lieu de la tenter plus souvent qu'on ne l'a fait jusqu'ici.

INDEX BIBLIOGRAPHIQUE

Ashhurst, Encyclopédie de chirurgie, t. IV, p. 688-689, Baillière et fils, 1886.

Buchanan, Ablation de la presque totalité de l'humérus et du cubitus (Gloscou med. Journal, 1862, 1863, p. 303).

Buffet (d'Elbœuf), Ablation de l'humérus pour ostéosarcome avec conservation de l'avant-bras (Normandie médicale, 1887, p. 176-179).

Chassaignac, Résection des deux tiers inférieurs de l'humérus par plaie par arme à feu, conservation incomplète des mouvements de l'avant-bras (Gazette des hôpitaux, Paris, 1853, p. 432-433).

Cutter (J.-B.), Ablation de l'humérus entier et des têtes du radius et du cubitus (American Journal of medical sciences, 1886, p. 139-142).

Delbet (Pierre), Société de chirurgie. Séance du 6 juin 1900 discussion (in Bulletin et Mém. de la Société de chirurgie de Paris, t. I, p. 652, 1900).

Faraboeuf, Précis de médecine opératoire, p. 798-799, Paris, Masson, 1893-1895.

Guinard et Gardner, Des résultats fonctionnels de la résection totale de l'humérus, non suivie de régénération osseuse (Revue d'orthopédie, 1er mars 1901, p. 91-102).

Guterbock, Ueber totalnekrosen langen Rohrenknochen (Archiv. für klin. Chirurgie, XIV, 1872).

Heurtaux (de Nantes), Sarcome globo-cellulaire de la tête de l'humérus gauche : résection de la moitié supérieure de l'humérus, guérison définitive depuis plus de deux ans ; bon fonctionnement du membre opéré (Bulletin et Mém. Soc. de chir. de Paris, 1895, ns. XXI, p. 131, 137).

Lancial, Sur un cas de résection hâtive précoce de toute la diaphyse humérale pour ostéomyélite aiguë gauche (Journal des sciences médicales de Lille, 1891, p. 169-171).

Lavisé et Warnots, Ostéo-périostite phlegmoneuse avec nécrose consécutive de l'humérus. Résection sous-périostée totale de l'humérus (Presse médicale belge, 1890, XLII, p. 145-148 et Clinique Bruxelles, 1890, p. 577-579).

Langenbeck, in « Traité des résections » d'Ollier, t. II, p. 175.

Larghi, Gazette médicale de Paris, 1859, p. 456.

Morestin, Bulletin de la Société anatomique, 1899.

Nedopil., Extirpation totale de l'humérus en deux temps (Archiv. für klin. Chirurgie, 1877, p. 854-859).

Ollier, a) t. I, résections en général, t. II, résection du membre supérieur, ch. xii, résection diaphysaire de l'humérus, p. 125-178. — b) Du périoste au point de vue physiologique et chirurgical. Communication au Congrès de Lyon, 1854, p. 58. — c) Traité de la régénération des os, t. I, partie expérimentale, t. II, faits cliniques.

Polaillon, Ablation totale de l'humérus pour une ostéomyélite (Bulletin de l'Académie de médecine, 19 mars 1889, 3e année, t. XXI, p. 378).

Poncet, Traité de chirurgie de Duplay et Reclus. Deuxième édition, art. « Tumeurs des os, t. II, p. 739-948.

Sexton, Un cas de résection totale de l'humérus (Medical and surgical Report, Philadelphie, 1890, p. 367-369).

Calhouin, Ablation totale de l'humérus (Atlanta medical and surgical Journal, 1873, p. 97-99.

Bérard, Lyon Médical, Société des sciences médicales de Lyon, 29 janvier 1905, p. 211. — Lyon médical. Opération conservatrice dans un cas d'ostéomyélite grave, 12 février 1905, p. 332-334.

Gangolphe, Arch. prov. de chirurgie, n° 12, 1er décembre 1904. Lyon Médical, 12 février 1905.

Delore et Grandclément, Résection totale de l'humérus (Lyon médical, Société des sciences médicales de Lyon, 29 janvier 1905, p. 207-211).

Lyon. — Imprimerie A. Rey, 4, rue Gentil. — 3901